W0324387

ro
ro
ro

rororo

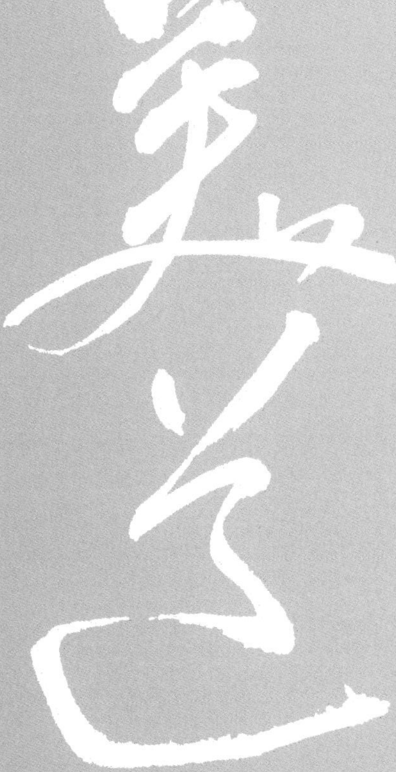

Helen Lee

SCHÖNHEIT FÜR DAS GANZE LEBEN

Chinesische Beauty-Geheimnisse
Mit Test für Körper und Seele

Deutsch von Inge Holm

Rowohlt Taschenbuch Verlag

Die Originalausgabe erschien 1999
unter dem Titel «The Tao of Beauty»
bei Broadway Books,
a Division of Random House, Inc., New York

Veröffentlicht im Rowohlt Taschenbuch Verlag,
Reinbek bei Hamburg, Dezember 2003
Copyright © 2001 by Rowohlt Verlag GmbH,
Reinbek bei Hamburg
«The Tao of Beauty»
Copyright © 1999 by Helen Lee
Redaktion Regina Carstensen
Bildquellen siehe Seite 189
Alle deutschen Rechte vorbehalten
Umschlaggestaltung any.way, Martina Kloke
(Foto: Image Source AG)
Druck und Bindung Clausen & Bosse, Leck
Printed in Germany
ISBN 3 499 61553 3

Die Schreibweise entspricht den Regeln
der neuen Rechtschreibung.

Dieses Buch ist meiner Mutter gewidmet, die mich mit ihrer großen Weisheit leitete und ständig ermutigte. Sie ist der liebevollste und einfühlsamste Mensch, den ich kenne; sie hat stets geholfen, ohne Dank zu erwarten. Ich möchte werden wie sie und Samantha, meiner Tochter und meiner größten Freude, eine ebenso gute Mutter sein.

INHALTSVERZEICHNIS

INHALTSVERZEICHNIS

Bevor Sie mit meinen Übungen oder meinen Ernährungsratschlägen beginnen, sollten Sie Ihren Hausarzt fragen, um sich zu vergewissern, ob die neue Lebensweise für Sie geeignet ist. Möglicherweise ist nicht jeder meiner Vorschläge in Ihrem individuellen Fall ratsam.
Daher können weder ich noch der Verlag die Verantwortung für etwaige negative Auswirkungen der vorgeschlagenen Rezepte oder Trainingsprogramme übernehmen.

Das Tao
ist der Atem, der niemals stirbt.
Es ist die Mutter allen Seins,
Wurzel und Urgrund jeglicher Seele
– der geöffnete Quell des Himmels
und der Erde.
Ewige Quelle, endloser Fluss,
gestaltloser Fluss, wasserloser Fluss,
der unsichtbar von Ort zu Ort treibt
… und niemals endet
und niemals fehlgeht.

Aus dem TAO-TEKING

MEINE CHINESISCHE VERGANGENHEIT

Vielen Menschen im Westen fällt es schwer, die chinesische Philosophie von Gesundheit und Schönheit zu verstehen. Als ich dieses Buch schrieb, wurde mir klar, wie viel ich dem Umstand verdanke, dass diese alte Lehre einen wesentlichen Teil meiner Erziehung ausmacht. Sie brachte mich dazu, als Erwachsene die Geheimnisse der chinesischen Kräutermedizin zu studieren und so mein Wissen und mein Verständnis zu erweitern und zu vertiefen. Da ich als Teenager in die Vereinigten Staaten kam, wurde ich relativ früh mit der Philosophie des Westens konfrontiert. In dem Maße, in dem ich in beiden Kulturen Erfahrungen sammelte, wuchsen meine Dankbarkeit und mein Respekt vor dem, was beide mich lehrten. Die Philosophie des Ostens und die des Westens unterscheiden sich stark voneinander, und ich hoffe, Sie werden beim Lesen dieses Buches eine eigene Anschauung und Einstellung finden.

Das Tao von Körper und Seele vermittelt Ihnen das Basiswissen über die chinesische Vorstellung von Gesundheit und Schönheit. So alt die Heillehre auch sein mag, sie hat nichts von ihrer Kraft verloren. Ich habe versucht, die Bedürfnisse der modernen Frau besonders zu berücksichtigen.

Lesen Sie das Buch ohne Vorurteile. Unser Körper ist ein wunderbares Geheimnis. Je nachdem, wie wir ihn ernähren und uns um ihn kümmern, können wir ihn heilen oder zugrunde richten. Für die Chinesen steht die Prophylaxe im Vordergrund. Entscheidend dabei ist eine energetisch ausbalancierte Ernährung. Überhaupt geht es um Harmonie und Ausgeglichenheit in allen Bereichen unseres Lebens. Ich hoffe, dass dieses Buch Ihnen zu einem gesünderen, schöneren und glücklicheren Leben verhilft. Genießen Sie es.

EIN NEUER GEDANKE

Wer von uns kennt sie nicht, jene Frauen, die zwar kaum als göttergleiche Beautys bezeichnet werden können, aber dennoch wunderschön sind. Vielleicht sind ihre Augen zu klein oder stehen zu weit auseinander; ihre Nasen sind zu groß, ihre Lippen zu dick; ihre Figur zu breit in den Hüften. Dennoch haben sie das gewisse Etwas, das aus ihrem Inneren kommt und sie so reizvoll macht. Aber woher kommt diese unvergleichlich strahlende Schönheit?

Nach chinesischer Tradition ist der Weg (oder das *Tao*) der Schönheit nicht zu trennen von dem der Gesundheit. Eigentlich ist es ganz einfach: Gesundheit ist Schönheit; Schönheit ist Gesundheit. Denn kein Make-up, ganz gleich, wie viel davon Sie auflegen, kann ein Gesicht verbergen, das zu einem Körper gehört, der nicht gesund oder, wie man in China sagt, aus der Balance geraten ist.

Wenn neue Kundinnen in meinen Beauty-Salon kommen und eine kosmetische Gesichtsbehandlung, Anweisungen für die Hautpflege oder ein ausgeklügeltes Make-up erwarten, sind sie von dieser Sichtweise oft überrascht. Ich beginne dann, die grundlegenden Regeln der gesunden Ernährung zu erläutern. Dieser Aspekt meines Schönheitsprogramms wurzelt tief in den Lehren der traditionellen chinesischen Medizin, denn die Chinesen verstehen unter «Medizin» eher einen Weg zu gesundem Leben als die Behandlung von Krankheiten.

Meine Vorstellungen von Anmut und Makellosigkeit unterscheiden sich stark von denen der westlichen Schönheitskultur. Kosmetik und Hautpflege können zwar die äußere Erscheinung einer Frau verbessern, doch wirkliche Schönheit basiert auf Harmonie und Gesundheit. Kräftiges, glänzendes Haar, klare, leuchtende Augen, eine straffe, schimmernde Haut und kräftige, rosige Fingernägel lassen sich mit einem Make-up kaum verbessern. Nichts, was sich von innen entfaltet, kann äußerlich aufgerüstet werden. Deshalb ist der Weg zu äußerer Schönheit untrennbar mit optimaler Gesundheit verbunden.

Unser Körper erneuert sich ständig. Alte Zellen sterben, neue entstehen. Durch die ausgewogene Ernährung dieser Zellen stellen wir sicher, dass wir mit jedem Tag gesünder, stärker und folglich schöner werden.

In meiner Zeit als Model bei der amerikanischen Agentur Ford und in meinem Schönheitsstudio habe ich festgestellt, dass die in meinen Augen schönsten Frauen jene waren, die sich ihr eigenes Schönheitsprogramm zusammengestellt hatten – auf der Basis einer Philosophie der Harmonie. Wie viel beschäftigt wir Frauen auch sein mögen, die Möglichkeit, unseren Körper zu erneuern und unseren Geist zu beleben, ist ein Geschenk, das wir nicht nur uns, sondern auch denen machen, die wir lieben. Ein altes chinesisches Sprichwort lautet: «Ein ausgetrockneter Brunnen gibt kein Wasser.» Das bedeutet: Von der Zeit, die wir uns zum Regenerieren, zum Revitalisieren nehmen – und seien es nur wenige Minuten täglich –, profitieren nicht nur wir selbst, sondern auch die Menschen in unserer Umgebung.

Das Tao von Körper und Seele bietet mehr als nur einen rasch skizzierten Ernährungs- und gymnastischen Übungsplan sowie einige Make-up-Geheimnisse. Hier können Sie einen Lebensplan für Ihr inneres Gleichgewicht und Ihr Wohlbefinden entdecken, der Ihren Körper nicht nur stärken, sondern ihm auch Gesundheit und Schönheit schenken wird. Jeder von uns hat die Erfahrung gemacht, dass gute Absichten gewöhnlich flüchtig sind. Sie halten nur so lange vor, bis der Druck des Alltags sie zunichte macht. Ich werde Ihnen einen einfach zu realisierenden Lebensweg (ein *Tao*) aufzeigen, damit Sie das ganze Potenzial Ihrer Schönheit und der damit einhergehenden Gelassenheit entwickeln können.

Anders als in westlichen Schönheits-, Ernährungs- und Trainingsbüchern, in denen man einem Schritt-für-Schritt-Programm folgen muss, wenn man bestimmte Ergebnisse erreichen möchte, bietet *Das Tao von Körper und Seele* eine Technik, die Sie entsprechend den Bedürfnissen Ihres Körpers gestalten können. Sie werden mit Ihrem Körper Verbindung aufnehmen und ein grundlegend neues Gefühl für ihn bekommen. Sie werden spüren, was Ihr Körper braucht, um das heikle Gleichgewicht seiner vitalen Lebensenergie, auch Chi genannt, wiederherstellen oder erhalten zu können.

Als viel beschäftigte Mutter weiß ich, dass auch Ihre Zeit knapp bemessen ist. Deshalb habe ich darauf geachtet, dass das Konzept, das Sie für sich selbst zusammenstellen, und die

Rezepte, die Sie ausprobieren wollen, leicht zu befolgen sind. Die meisten meiner kulinarischen Zutaten des für Sie vollkommen neuen Tao finden sich entweder bereits in Ihrer Küche oder im nächsten Supermarkt. Einige asiatische Zutaten wie Ginseng und Gelée royale sind im Westen längst bekannt. Diese und andere, weniger bekannte Artikel wie Dang quai oder getrocknete rote chinesische Datteln können Sie in gut sortierten Naturkostläden oder Asia-Märkten kaufen.

Ich lade Sie ein, mich auf diesem Weg zu begleiten. Vergessen Sie alles, was Sie über Ihren Körper wissen; lösen Sie sich von der Vorstellung, wie Sie aussehen sollten und was Schönheit ist. Ich werde Sie mit einem neuen, jahrhundertealten Denken vertraut machen.

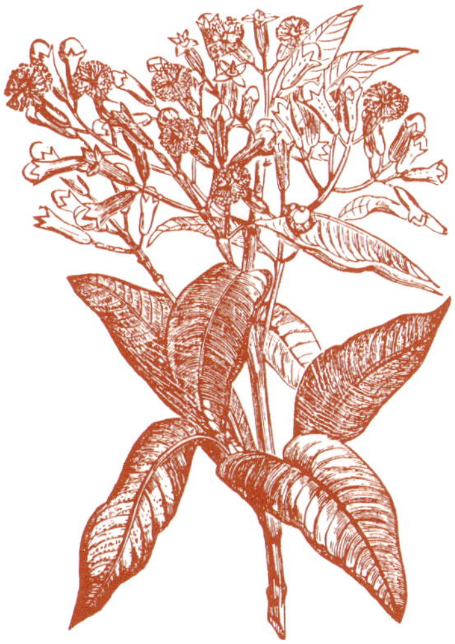

Gewürznelke
(Syzygium aromaticum)

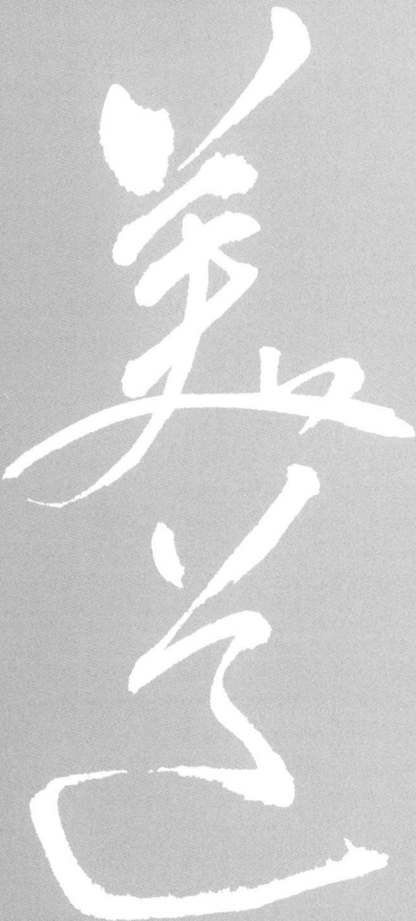

SCHÖNHEIT BEGINNT MIT GESUNDHEIT

Kapitel 1

HARMONIE IST SCHÖNHEIT – SCHÖNHEIT IST GESUNDHEIT

Lernen Sie das Tao von Körper und Seele verstehen

Seit Jahrhunderten gehört es zum Wissen der chinesischen Naturmedizin, dass Schönheit eine Folge von Gesundheit ist. Die Konzepte von Wohlbefinden und Ausstrahlung sind untrennbar miteinander verbunden. Sie gründen sich auf ein Miteinander der inneren und der äußeren Körperfunktionen. Gesundheit und Schönheit, körperliche Fitness und eine jugendliche Erscheinung beginnen mit einer inneren Kraft, zu der das Gleichgewicht von Yin und Yang, ein kräftiges Chi und ein aktivierter, harmonisch fließender Blutkreislauf gehören.

Um den größten Gewinn aus dem *Tao von Körper und Seele* zu ziehen, muss man die fundamentalen Prinzipien des chinesischen Denkens verstehen. Ganz gleich, ob wir über Gesundheit oder das Wetter sprechen, stets geht es um einige wichtige Grundlagen. Im Mittelpunkt steht die Lehre von der Einheit und Ganzheit des Kosmos. Jede Erscheinungsform des Lebens, also auch der Mensch, wird von zwei gegensätzlichen Kräften beherrscht. Sie stehen sich einerseits konträr gegenüber, andererseits ergänzen sie sich aber und bilden erst gemeinsam das vollkommene Ganze. Diese Kräfte werden Yin und Yang genannt. Das Yin-Yang-Prinzip ist das entscheidende und unverwechselbare Konzept in der traditionellen chinesischen Heilkunde. Darüber hinaus gibt es das Chi oder die Lebensenergie, die den Menschen geistig und körperlich nährt, die Fünf Elemente und die Fünf Gefühle.

Wenn Sie diese Aspekte auf Ihrem Weg berücksichtigen, werden Sie schon bald mit Ihrem Körper und Ihrer Schönheit in Kontakt treten und beiden so nah sein wie noch nie in Ihrem Leben. Das verspreche ich Ihnen.

MEINE GESCHICHTE DER CHINESISCHEN MEDIZIN

Ich stamme aus einer Familie von Naturheilkundigen und bin mit Erzählungen über große Pioniere wie Kaiser Shen Nong aufgewachsen, der etwa 3000 v. Chr. die Landwirtschaft in China im großen Stil einführte. Der Legende zufolge war Shen Nong von der Üppigkeit und Vielfalt der Pflanzen in seiner Umgebung derart fasziniert, dass er mit Kräutern zu experimentieren begann. Als Erste in einer langen Reihe chinesischer «Kräuterheiler» testeten er und seine Schüler Tausende Pflanzen – probierten sie, kochten sie, verarbeiteten sie zu Tees. Im Laufe dieses Studiums entdeckten sie durch kluges und aufmerksames Beobachten, dass viele dieser Pflanzen nicht nur gut schmeckten, sondern den Menschen auch halfen, dynamisch und kräftig zu bleiben. Die verschwenderischen Möglichkeiten und Wirkungen der Kräuter stellten für Shen Nong und die lange Reihe Gleichgesinnter, die nach ihm kamen, eine Herausforderung dar. Manche Kräuter machen schläfrig, andere wach, wieder andere wirken schmerzlindernd oder helfen dem Menschen, sich sogar von den schlimmsten Krankheiten rasch zu erholen. Shen Nong und seine Nachfolger stellten bei ihren Untersuchungen auch fest, dass einige Kräuter die Haut zart und schön machten, während andere die Menschen jünger aussehen und energiegeladener erscheinen ließen.

Diese Rezepturen wurden von einer Generation an die andere weitergereicht und verfeinert, bis in der Zeit der Östlichen Han-Dynastie (25–220 n. Chr.) jenes Wissen gesammelt und unter dem Titel *Huangdi Neijing* oder *Der Klassiker des Gelben Kaisers zur Inneren Medizin* veröffentlicht wurde. Dieses Buch wird allgemein als einer der ersten medizinischen Texte überhaupt betrachtet und ist für chinesische Medizinstudenten immer noch Grundlage ihrer Ausbildung.

Meine Mutter ist eine begeisterte Anhängerin der traditionellen chinesischen Medizin (TCM). Um unsere innere Harmonie zu stabilisieren, bekamen wir nur Obst, Gemüse und Kräuter zu essen, die zur jeweiligen Jahreszeit bei uns zu erhalten waren; dadurch blieben wir gesund und kräftig. Wenn wir krank waren, ging sie nicht in die Apotheke, um Medikamente in Pillenform zu besorgen, sondern kochte uns spezielle Speisen, mit denen sie behandelte, was immer in unserem Körper aus dem Gleichgewicht geraten war. Sie braute Kräutertees, die unser Immunsystem stärken oder unsere Genesung beschleunigen sollten, indem sie die innere Harmonie unseres Körpers wiederherstellten, und bereitete klärende Gesichtswässer, Badesalze und andere Mittel zu, die für unser Wohlergehen, für schöne, strahlende Haut und kräftiges, glänzendes Haar sorgten.

Chinesische Naturprodukte sind die beste Möglichkeit, das Gleichgewicht im Körper aufrechtzuerhalten. In diesem Buch werde ich Ihnen zeigen, dass ein komplettes Schönheitssystem auf einem ausgewogenen Ernährungsprogramm basieren kann. Denn ein gesundes Fundament ist die Grundlage natürlicher Schönheit, und ein gesunder Körper ist weniger krankheitsanfällig. Die westliche Medizin mit ihren Diagnose- und Therapieverfahren ist durchaus sinnvoll, wenn es um akute Eingriffe geht: Röntgenaufnahmen bei Knochenbrüchen etwa oder bestimmte chirurgische Maßnahmen. Doch ihr fehlt ein geistig-spiritueller Kern, ein philosophischer Hintergrund, eine ganzheitliche Auffassung von Gesundheit.

Wenn Sie dieses Buch ausgelesen haben, werden Sie wissen, welche Nahrungsmittel Sie brauchen, um Ihren Körper wieder in ein harmonisches Gleichgewicht zu bringen. Sie werden Lebensmittel in Ihren Speiseplan aufnehmen, die Ihre Körperzellen von innen nähren, Ihr Haar wachsen und nicht grau werden lassen, die Ihren Körper reinigen und ihn von Giften befreien und die Ihre Fingernägel länger und kräftiger werden lassen.

Jedes Studium dieser uralten Lehre beginnt mit der Theorie vom organischen Ganzen.

DAS ORGANISCHE GANZE

Alles Leben ist Teil der Natur – Teil eines organischen Ganzen, das Erde und Kosmos umfasst. Wenn das Wetter umschlägt und es kalt wird, wissen wir, dass wir uns wärmer anziehen müssen, um nicht zu frieren. In den Wintermonaten nehmen wir schwerere, sättigendere Kost zu uns als im Sommer: verschiedene Wurzelgemüse, heiße Suppen und Braten, die unseren Körper von innen her wärmen, während wir in der warmen Jahreszeit leichtere, kühlende Kost bevorzugen. An heißen Tagen brauchen wir erfrischende Getränke und Nahrungsmittel mit einem hohen Wasseranteil, um die Flüssigkeitsmenge wieder auszugleichen, die wir durch vermehrtes Schwitzen verloren haben. Zum Glück gibt es in dieser Zeit viel saftiges Obst wie etwa Melonen. So fällt es leicht, dieses Bedürfnis zu befriedigen.

Die Natur ist überall, sie ist in und um uns, auch wenn sie für uns Menschen nicht immer sichtbar und fassbar ist. Meere und Bäume versorgen uns mit Sauerstoff, den wir zum Atmen brauchen, während wir Kohlendioxid von uns geben, das alle Pflanzen zur Photosynthese benötigen. Sind wir mit den natürlichen Rhythmen der Natur in Einklang, entwickeln wir ein Gespür für Gesundheit und Wohlbefinden. Widersetzen wir uns diesen Kräften jedoch, werden wir nervös, unruhig und letztlich krank. Auch frühzeitige Alterungsprozesse können von einem Ungleichgewicht in unserem Körper herrühren.

In meiner Zeit als internationales Model pendelte ich zwischen New York und Paris, Paris und Rom, Rom und Hongkong, Hongkong und New York hin und her. Immer wenn ich von einer Zeitzone in die andere flog, geriet meine innere Uhr durcheinander. Mein Schlaf war derart gestört, dass ich oft hochschreckte und am Morgen völlig erschöpft aufstand. Ich war permanent müde, soviel ich auch schlief, und fühlte mich ausgetrocknet von der Druckluft in den Flugzeugen, in denen ich so viel Zeit verbrachte. Und ich hatte einen unstillbaren Hunger, den ich mir nicht erklären konnte. Das Wissen um ausgewogene, gesunde Ernährung, das meine Mutter mich gelehrt hatte, hatte ich vergessen. Damals hielt ich es für gänzlich altmodisch. Schließlich war ich hip und cool und ultramodern. Eben ein Model.

Ich liebte mein Model-Leben. Doch es dauerte nicht lange, da zeigten sich die ersten Spuren dieses unsteten Lebens: Mein Haar verlor seinen Glanz, meine Haut war an einigen Stellen trocken und schuppig, an anderen dagegen äußerst empfindlich und pustelig. Ich war ausgelaugt, befand mich nicht mehr im Einklang mit mir selbst, nicht mehr im Gleichgewicht.

Mein Körper sprach eine deutliche Sprache. Also konsultierte ich eine Reihe westlicher Ärzte, die mich mit Antibiotika und Injektionen behandelten. Meine Haut wurde zwar zunächst tatsächlich klarer, doch der Erfolg war nur von kurzer Dauer. Also wieder zurück in die Arztpraxis. Da ich mit unreiner Haut nur schwer Aufträge bekommen konnte, suchte ich meine Eltern auf, die damals in Arizona lebten. Meine Mutter begann umgehend, mich mit den Wässerchen, Tinkturen und Speisen zu versorgen, die mein Körper zur Selbstheilung brauchte. Sie rührte hautberuhigende Masken an und tupfte spezielle Gesichtswässer auf, um die Hautschäden zu verringern und die Empfindlichkeiten und Reizungen zu lindern. Innerhalb von zwei Wochen verschwanden Rötungen und schuppige Hautstellen, und meine Energie kehrte zurück. Es dauerte nicht lange, da war meine innere Harmonie wiederhergestellt; mein Chi floss wieder frei, ich hatte wieder eine Pfirsichhaut und war voller Elan.

Wenn wir vom organischen Ganzen und den Prinzipien von Yin und Yang sprechen, sollten wir beachten, dass diese Kräfte nicht absolut und unwandelbar sind. Im Gegenteil: Yin und Yang können sich ständig ändern, so wie das Wetter und die ganze Welt um uns herum. Sie kennen sie sicher auch, diese Tage, die so beschwingt und ausgeglichen beginnen, bis plötzlich wie aus heiterem Himmel Ihre Yang-Wut explodiert, weil das Flugzeug, das Sie in die Karibik bringen sollte, ohne Sie abgeflogen ist oder Sie im Stau stecken bleiben. Schon indem wir uns der Veränderungen bewusst sind, die das Gleichgewicht in unserem Körper und unserem Leben stören können, fördern wir Schönheit und Wohlbefinden.

YIN UND YANG

Bei ihren Forschungen stießen die alten chinesischen Gelehrten auf etwas, das sie die «Theorie der opponierenden Prinzipien» nannten. Einfacher ausgedrückt: Alles in der Natur besitzt zwei gleich starke, aber gegensätzliche und gleichzeitig komplementäre Seiten: Mangel und Überfluss, kalt und heiß, unterlegen und dominant, negativ und positiv, dunkel und hell. Yin und Yang verkörpern diese beiden fundamentalen und universalen Kräfte. Befinden sich Yin und Yang im Gleichgewicht, kann die Energie, der Lebensatem Chi, ungehindert strömen. Die Yin-Energie fließt innerlich und sinkt nach unten; sie beeinflusst die inneren Organe und die Körperflüssigkeiten. Die Yang-Energie steigt dagegen nach oben und ist äußerlich.

Deshalb legen chinesische Ärzte bei der Behandlung von jeher großen Wert darauf, diese beiden Kräfte bei ihren Patienten im Gleichgewicht zu halten. Ein ausgewogenes Verhältnis von Yin und Yang stellt die Harmonie und somit Gesundheit und Schönheit wieder her. Anders als westliche Ärzte, die sich auf die Behandlung akuter Krankheitszustände beschränken, richten ihre chinesischen Kollegen ihr Hauptaugenmerk auf das allgemeine Wohlbefinden ihres Patienten. Ein guter chinesischer Arzt hat nur gesunde Patienten.

Harmonie und Gleichgewicht, in der Natur eng miteinander verknüpft, stellen die kulturelle Grundlage der chinesischen Zivilisation dar. Jede chinesische Hausfrau hat diese traditionelle Sichtweise im Hinterkopf, wenn sie das Essen für ihre Familie zubereitet.

Wahrscheinlich haben auch Sie die Wirkung der Polaritäten und Dualitäten unbewusst schon erkannt; es ist nur natürlich, auf das Gleichgewicht von Yin und Yang zu achten. An heißen Tagen (Yang) braucht der Körper nun einmal erfrischende Nahrung (Yin). Deshalb schmecken Wassermelonen im Sommer so gut – sie gleichen die innere und die äußere Hitze aus. Ebenso braucht der Körper an kalten Yin-Tagen warme Yang-Kost. Im tiefsten Winter tut kaum etwas so gut wie ein dampfender Teller aromatischer Hühnersuppe.

Die chinesischen Zeichen für Yin und Yang sprechen für sich. Das Schriftzeichen für Yin bedeutet «Schatten» oder «ohne Sonne», «die schattige Seite des Hanges»; das Zeichen für Yang «Sonne» oder «die sonnige Seite des Hanges». Yin ist kalt oder kühl und passiv, Yang heiß und aktiv. Der Oberkörper ist Yang, der Unterleib Yin; die Körperoberfläche Yang, das Körperinnere Yin. Der öfter als die Vorderseite des Körpers von Sonnenbrand geplagte Rücken ist Yang, die Körpervorderseite Yin. Selbst die Arme, als Verlängerung des Oberkörpers eigentlich Yang, besitzen eine Yin- und eine Yang-Seite. Wenn Sie die Arme hängen lassen, werden Sie feststellen, dass die Außenseiten der Sonne zugewandt sind, während die Innenseiten im Schatten liegen. Folglich ist die Armaußenseite Yang, die Arminnenseite Yin.

Alles kann in Yin und Yang eingeteilt werden. Anziehung oder Abstoßung dieser beiden gegensätzlichen Kräfte machen Bewegung und Veränderung erst möglich; ebenso wie bei der elektrischen Energie, die abwechselnd vom positiven zum negativen Pol und zurück fließt. Diese Bewegung liefert die allem Sein zugrunde liegende Energie, das Chi. Die Yin-Energie ist passiv und fließt langsam, die Yang-Energie dagegen ist aktiv und fließt schnell. Doch sorgen Yin und Yang auch für die Bewegung des Chi. Es liegt an uns, den pulsierenden Fluss aufrechtzuerhalten und zu regulieren, während er durch unseren Körper strömt.

Sind Ihnen diese Ströme erst einmal bewusst, werden Sie feststellen, dass Sie, ohne viel darüber nachzudenken, längst wissen, welche Energie, welche Aktivitäten ihrem Wesen nach Yin sind und welche Yang. Stille ist eindeutig Yin, Lärm Yang. Friede und Beständigkeit sind Yin; Krieg und Geschäftigkeit Yang. Ein blasses Gesicht ist Yin, ein roter Kopf Yang; demzufolge ist kalte Energie Yin, heiße Energie Yang.

Durch die Verwandlung von Yin und Yang verändert sich der Organismus fortwährend, je nachdem, wie wir uns ernähren, wie rege oder träge wir sind, wie groß der berufliche Stress ist, selbst das Wetter wirkt auf uns. Obwohl wir heute Yin und morgen Yang sein können, folgen wir dennoch einem bestimmten Muster, fallen daher eher in die eine oder in die andere Kategorie.

CHI – DIE LEBENSENERGIE

Im Zentrum des Tao von Körper und Seele finden wir die Lebenskraft, die wir *Chi* nennen. Doch obwohl alle traditionellen Lehren der Heilkunde das Konzept einer vitalen Energie kennen, lässt sich der Begriff nicht genau übersetzen. Die Japaner nennen diese Kraft *ki*, die Hindus *prana*, die Griechen *pneuma*. Wie auch immer die Lebensenergie aufgefasst wird: mit einer Energie im physikalischen Sinn hat das Wort Chi nichts zu tun, eher mit der Vorstellung von der Existenz einer bewegenden, spirituellen Kraft.

Die chinesische Medizin spricht von dem inneren und äußeren Chi. Auf das Innere bezogen, ist es eine der drei Substanzen, die für das Funktionieren der Organe notwendig sind, die beiden anderen vitalen Substanzen sind das Blut und die Körpersekrete. Äußerlich wird Chi durch die Ernährung aufgenommen. Entsprechend sieht die chinesische Heilkunst in der Interaktion der vitalen Substanzen auch ein Zusammenspiel von Körper und Seele. Insgesamt wird dieser Prozess nicht als etwas Mechanisches begriffen, sondern als ein komplexes Geschehen. Die Energie des Chi unterliegt einem steten Wandel.

Im Körper fließt das Chi durch ein Netz von Kanälen wie bei einem Bewässerungssystem, das Felder mit Wasser versorgt. Nur können wir es mit bloßem Auge nicht erkennen. Diese Kanäle heißen Meridiane und sind für die Abläufe im Körper verantwortlich. Sie sind nicht identisch mit den Nervenbahnen und bilden ein Gewebe, durch das Chi strömt und so jedes einzelne Organ im Körper erreichen und stärken kann. Wird der Energiefluss auf seiner Reise durch die Bahnen behindert und verlangsamt, werden Organe und auch die einzelnen Zellen der Kraft beraubt, die sie brauchen, um optimal arbeiten zu können. Schon ein einziges Hindernis im Chi-Fluss kann den gesamten Organismus schädigen. Der Körper befindet sich dann in Disharmonie.

AKUPUNKTUR, AKUPRESSUR UND SPORTLICHE AKTIVITÄT

Jahrtausendelang studierten chinesische Gelehrte die Meridiane und entwickelten neben der Heilmethode, die wir als Akupunktur kennen, eine weitere, verwandte Therapieform, die Akupressur. Damit das Chi wieder ungehindert fließen kann, sticht der Akupunkteur mit feinen Nadeln in die kleinen «Öffnungen» der Meridiane, die Akupunkturpunkte, an denen das Chi den Körper «betritt» oder «verlässt», und befreit so die angestaute Energie. Der Akupresseur übt entsprechend Druck auf bestimmte Körperstellen aus.

Die genaue Beobachtung des menschlichen Körpers hat verschiedene Übungen und Techniken zur Beeinflussung des Chi-Flusses entstehen lassen. Das Qi Gong (Chi Kung) – Chi bedeutet sowohl «Energie» als auch «Hauch» oder «leichte Brise», Gong bedeutet «Arbeit» oder «Fertigkeit» – war ursprünglich ein therapeutischer Tanz, der die Menschen wieder in Bewegung brachte, ihre Stimmung verbesserte und ihnen ihre Vitalität wiedergab. Auch Geister sollten mit ihm vertrieben werden. Im Laufe der Zeit entwickelte es sich aus dem spirituellen Kontext zu einem umfassenden Energieprogramm, zu dem meditatives Atmen, konzentrierte Bewegungen und die Kunst des Kämpfens gehören.

Im 10. Kapitel finden Sie einige grundlegende Qi-Gong-Übungen, so wie meine Eltern sie mich lehrten. Diese Übungen steuern den Fluss des Chi durch die Meridiane und beleben den Körper.

Es gibt zwölf Hauptmeridiane, von denen jeder mit einem bestimmten Organ verbunden ist. Von den Leitbahnen geht ein komplexes Netz von Nebenkanälen ab. Die kleinsten liegen direkt unter der Haut. An den Hauptkanälen befinden sich rund 365 Akupunkturpunkte oder Energiewirbel, an den kleineren Kanälen sind es erheblich mehr. Dort ist der Chi-Fluss häufig gestört. Sie sind normalerweise an Ein- oder Ausbuchtungen entlang ihrer Bahn zu finden, etwa dort, wo sich zwei Muskeln kreuzen oder wo sich eine Gelenkverbindung befindet.

Meridiane sind für das menschliche Auge unsichtbar, aber manchmal kann man sie ertasten. So gibt es zum Beispiel zwischen Daumen und Zeigefinger einen Punkt, den man drücken kann, um sich von Kopfschmerzen zu befreien. Suchen Sie mit Daumen und Zeigefinger der rechten Hand die Stelle, wo die Knochen von Daumen und Zeigefinger der linken Hand miteinander verbunden sind. Bewegen Sie die Finger jetzt ein wenig vor in die weichere Region. Wenn Sie Kopfschmerzen haben, werden Sie unweigerlich auf eine empfindliche Stelle stoßen: den blockierten Meridian. Massieren Sie die Stelle eine Minute lang sanft. Das reicht. Massieren Sie jetzt mit der linken Hand den Meridian der rechten Hand. Die Kopfschmerzen sollten innerhalb von einer oder zwei Minuten verschwunden sein (Achtung: Schwangeren wird von dieser Übung abgeraten.)

DIE VIER CHI-ARTEN

Es gibt vier Arten von Chi: das angeborene oder ursprüngliche, das pektorale oder den Brustraum betreffende, das nährende und das abwehrende Chi.

1. **Das angeborene oder ursprüngliche Chi.** Dabei handelt es sich um die von unseren Eltern geerbte Lebenskraft. Diese fundamentalste aller Chi-Arten hat ihren Sitz in den Nieren. Die Essenz oder Energie des Ursprungs-Chi entspricht nach chinesischer Auffassung der Konstitution des Menschen, ebenso seine Stärke und Vitalität. Die Energie kann durch Stress oder langwierige Krankheiten aufgezehrt werden.
2. **Das pektorale Chi.** Diese kosmische Energie wird hauptsächlich aus der Atemluft bezogen und in den Lungen gespeichert. Das Atmungs-Chi ist wichtig für die Steuerung und Bewegung der Körperflüssigkeiten wie Blut, Lymphe und anderer Sekrete. Geschwächt wird das Atmungs-Chi beispielsweise durch ständiges, viel zu flaches Atmen.
3. **Das nährende Chi.** Diese Energie ist zur Behebung von Mangelerscheinungen im Körpergewebe und zu dessen Revitalisierung unbedingt erforderlich. Sie wird aus der im Magen zersetzten und fermentierten Nahrung gewonnen und dann von der Milz aufgenommen und dem Blutkreislauf zugeführt. Ist das Milz-Chi jedoch geschwächt, kann die Nahrung nicht richtig in Energie umgewandelt werden. Eine den Jahreszeiten entsprechende Ernährung kann das Nahrungs-Chi stärken.
4. **Das abwehrende Chi.** Diese Energie schützt den Köper vor feindlichen Bedingungen wie unfreundlichem Wetter oder Krankheitserregern. Sie reguliert das Öffnen und Schließen der Poren und hält so die Körpertemperatur konstant. Stellen Sie sich diese

Energie als ein Kraftfeld vor, das Ihren Körper umgibt und schützt. Das Chi der Abwehr wird in Umwandlungsprozessen über Niere und Blase gebildet.

Fließt das gesamte Chi ungehindert durch die Kanäle oder Meridiane, erleben wir nicht nur Gesundheit und Vitalität, sondern auch den höchsten Ausdruck unseres inneren Selbst.

DIE AUFGABEN DES CHI

Das Chi hat fünf Hauptfunktionen, die den Körper gesund erhalten:

1. **Wachstum fördern.** Im chinesischen Denken ist das Wachsen die vorrangige Aufgabe des Chi. Zur gesamten Entwicklung des Körpers brauchen wir diese primäre Energiequelle. Ein Chi-Mangel kann die körperliche und geistige Entfaltung verzögern oder verlangsamen, zu ungenügender Blutbildung, schlechter Verdauung, Abgespanntheit oder gestörtem Stoffwechsel führen. Auch unsere Schönheit muss leiden: brüchige Fingernägel, verstärkter Haarausfall, blasse Haut, Nachlassen der Hautstraffheit sind die Folge.
2. **Wärmen.** Das Chi reguliert die Körperwärme, die für die Gesunderhaltung der Organe erforderlich ist. Ein Chi-Mangel kann zur Kälteüberempfindlichkeit, besonders in den Gliedmaßen, bläulich angelaufenen Lippen und zur Laufnase führen. Fließt das Chi ungehindert, sind die Wangen rosig und die Lippen rosarot.
3. **Abwehren.** Das Chi schützt die Hautoberfläche und den Körper vor eindringenden toxischen Substanzen und vor krank machenden äußeren Einflüssen. Eine ungenügende Chi-Abwehr kann zu Juckreiz, Ekzemen oder anderen akuten Hautreizungen führen.
4. **Regulieren.** Das Chi sorgt für den ungehinderten Fluss aller Körpersekrete, von Blut und Schweiß über Speichel bis hin zu Sperma, Urin und Stuhl. Es lässt das Blut zirkulieren und regelt die Drüsensekretion. Das regulierende Chi schützt die Organe vor Störungen. Eine geschwächte Chi-Regulation kann zu Harnproblemen und Gewichtszunahme führen.
5. **Umwandeln.** Das Chi beeinflusst den Körperstoffwechsel und sorgt für Veränderungen im Körper. Diese Energie steht nicht nur mit der Lebensenergie des Blutes und der Sekrete in Verbindung, sondern auch mit der Verdauung. Sie verwandelt die Nahrungssubstanz in die vom Körper benötigte Energie.

Das Tao von Körper und Seele fordert uns auf, für einen optimalen, ungehinderten Fluss des Chi zu sorgen. Wie Sie schon bald erfahren werden, führen viele einfache Möglichkeiten zu diesem Ziel. Vor allem sollten Sie Kräuter und Nahrungsmittel verwenden, die den Körper wieder ins Gleichgewicht bringen. Zum anderen kennt die chinesische Medizin spezielle Atemübungen und dem Qi Gong verwandte Übungstechniken, auf die ich im 10. Kapitel näher eingehen werde.

DIE FÜNF ELEMENTE

Zu den Grundlagen des traditionellen chinesischen Denkens, der Medizin und also auch des *Taos von Körper und Seele* gehört die Theorie von den Fünf Elementen – das sind Holz, Feuer, Erde, Metall und Wasser. Sie treten in allen Erscheinungen des Kosmos auf. Von den alten Gelehrten als wesentlich für die Erhaltung des Lebens erkannt, liefern diese Substanzen eine Matrix für alles Leben. Die Fünf Elemente finden wir am Himmel und in den Jahreszeiten, bei Pflanzen, Tieren und Menschen. Ihnen liegt eine Gesetzmäßigkeit zugrunde, die auf ganz bestimmten Prinzipien beruht.

Im Zyklus der Jahreszeiten steht Holz für den Frühling, Feuer für den Sommer, Erde für den Spätsommer, Metall für den Herbst und Wasser für den Winter. Die alten chinesischen Heilkundigen glaubten, dass das Chi die Natur in ihrer Ganzheit, einschließlich unserer Körper, in einem rhythmischen, geregelten und stetigen Kreislauf durchströmt. Sie entdeckten auch die Beziehung zwischen den Fünf Elementen und den Organen des Körpers.

Ebenso, wie wir alle unter einem bestimmten astrologischen Zeichen geboren werden, das unsere Persönlichkeit widerspiegelt, so sind auch unsere Organe mit den Fünf Elementen verbunden. Es gibt fünf primäre Organgruppen, die ihnen entsprechen.

Jede Gruppe besteht aus einem Yin- und einem Yang-Organ. Die Yin-Organe sind massiv, die Yang-Organe hohl. Leber (Yin) und Gallenblase (Yang) sind mit dem Element Holz verbunden; das Herz (Yin) und der Dünndarm (Yang) mit Feuer; Milz samt Bauchspeicheldrüse (Yin) und Magen (Yang) mit der Erde; Lunge (Yin) und Dickdarm (Yang) mit Metall; Nieren (Yin) und Blase (Yang) mit Wasser. (Am Ende dieses Kapitels finden Sie eine Übersicht zu diesem Thema.)

Die Fünf Elemente sind nicht statisch, sondern stellen dynamische Phasen dar. So wie sich das Yin mit der Zeit in Yang verwandeln kann und umgekehrt, verwandeln sich unter bestimmten Bedingungen auch die Fünf Elemente ineinander. Daraus ergibt sich ein regelrechter Kreislauf. Verstehen wir dieses Konzept, begreifen wir auch, wie wir das Gleichgewicht von Yin und Yang in unserem Körper wiederherstellen und die Gesundheit und Schönheit des organischen Ganzen bewahren können.

WIE DIE ENERGIE DURCH DIE ORGANGRUPPEN FLIESST

Die Grafik auf der nächsten Seite zeigt, wie die nährende Energie der Fünf Elemente und der ihnen entsprechenden Organe in einem «kreativen», energieerzeugenden Kreis von einem Element zum anderen fließt. Auf der zweiten, sternförmigen Grafik dagegen sind die regulierenden oder beschränkenden Eigenschaften dieser Elemente und Organgruppen aufgeführt. So erkennen wir, dass jedes Element zwei verschiedene Aspekte aufweist: das eigene Erzeugen und das Erzeugtwerden. Wir nennen diese Beziehung der Elemente untereinander auch «Mutter» – denn so wie die Mutter das Kind nährt, so nähren die Elemente einander – und «Vater», weil er das Wesen ist, das ein anderes zeugt. Entsprechend ist das Holz also die «Mutter» des Feuers, das Feuer hingegen der «Vater» des Holzes. Jedes Element gebiert, nährt und stimuliert das nächste. Ich werde mich bemühen, den Energiefluss zwischen den Fünf Elementen so einfach wie möglich zu erklären.

Wir beginnen beim Holz:

- Holz brennt oder nährt das Feuer. Verbranntes Holz wird zu Asche. Asche wird zu Erde.
- Also erzeugt Feuer Erde.
- Erde, der Ursprung des Erzes, erzeugt Metall.
- Metall (oder Mineral) löst sich auf und reichert das Wasser an.
- Wasser hält die Bäume (Holz) am Leben.

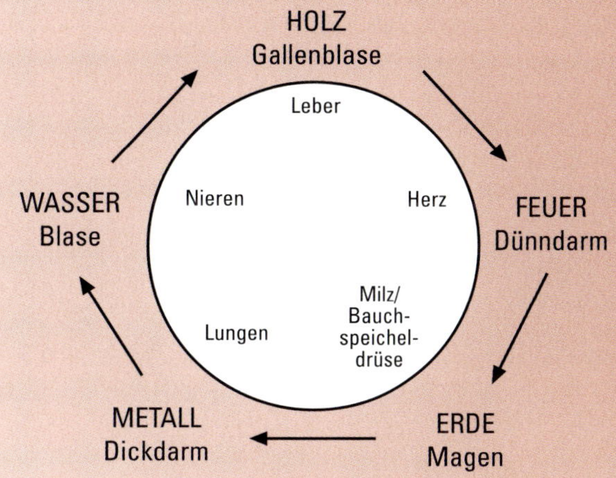

Die nährende Energie zwischen den Fünf Elementen und den entsprechenden Organen.
Die Yang-Organe befinden sich außerhalb, die Yin-Organe innerhalb des Kreises.

Betrachten Sie jetzt die zweite Abbildung auf der nächsten Seite, die zeigt, wie die Elemente einander regulieren oder beschränken:

- Metall reguliert oder beschränkt Holz: eine Axt kann einen Baum fällen.
- Holz schränkt Erde ein: die Baumwurzel verdrängt Erde.
- Erde beschränkt Wasser: ein Erddamm kann einen Fluss aufhalten.
- Wasser beschränkt oder löscht Feuer.
- Feuer reguliert oder schmilzt Metall.

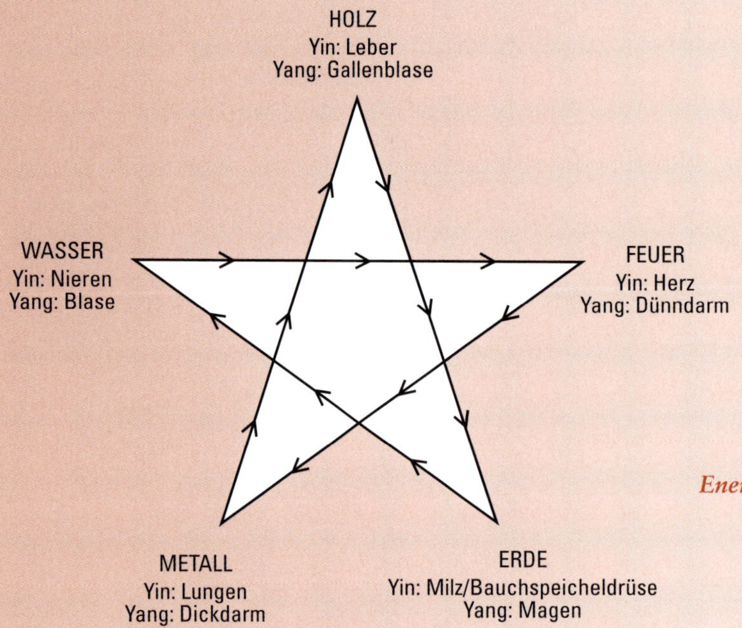

Die regulierende oder beschränkende Energie zwischen den Fünf Elementen und den entsprechenden Organen

Die alten chinesischen Kräuterärzte erklärten mit der Theorie von den Fünf Elementen, in welcher Beziehung unsere Organe innerhalb des Ganzen zueinander stehen. Wenn Sie die Tabelle ganz am Ende dieses Kapitels (S. 36) betrachten, werden Sie feststellen, dass die Organe einander ebenso nähren und regulieren wie die Fünf Elemente. So nährt beispielsweise die Lunge, die dem Metall entspricht, die Nieren, die mit dem Wasser verbunden sind. Die Lunge schickt aber auch regulierende Energie zur Leber, die mit Holz in Beziehung gesetzt wird. Wir sind gesund, wenn diese Beziehungen ausgeglichen, und krank, wenn sie unausgewogen sind.

DIE GESICHTSSINNE UND DAS MIT IHNEN VERBUNDENE GEWEBE

In ihrem Bestreben, zu verstehen, wie der Körper funktioniert, stießen die chinesischen Heiler nicht nur auf die vielfältigen Verbindungen zwischen den Fünf Elementen und den fünf Organsystemen des Körpers, sondern sie entdeckten auch eine Beziehung zwischen Gesicht, Organen und Gewebe. Sie teilten das Gesicht in fünf Abschnitte oder «Sinne» ein und den übrigen Körper in fünf entsprechende Gewebegruppen, von denen jede wiederum mit den Fünf Elementen verbunden ist (siehe Übersicht S. 36).

AUGEN, ELASTISCHE FASERN UND NÄGEL

Die Augen spiegeln den Zustand der Holz-Organe, also von Leber und Gallenblase, wider. Eine träge Leber zum Beispiel wird auch von westlichen Ärzten oft aufgrund gelblich verfärbter Augen diagnostiziert, was auf eine Gelbsucht hindeuten kann, während bei einer gestörten Gallenblase das Gesicht oft einen grünlichen Schimmer aufweist. Chinesische Ärzte stellten fest, dass Patienten, die wegen Leber- oder Gallenblasenbeschwerden zu ihnen kamen, darüber hinaus über starke Müdigkeit und unspezifische Gelenkschmerzen klagten, ein Zeichen für verkrampfte, unelastische Fasern und ein stagnierendes Chi.

Die Unterversorgung der Leber mit Blut und Energie führt zu einer Unterernährung der elastischen Fasern und Sehnen, die Taubheit in den Gliedmaßen und Gliederzittern zur Folge haben kann. Die Chinesen glauben zudem, dass Fuß- und Fingernägel und elastische Fasern aus demselben Material bestehen und deshalb dieselbe Nahrung brauchen. Kräftige Nägel sind ein Zeichen für eine gesunde Leber.

ZUNGENDIAGNOSE

Ein chinesisches Sprichwort lautet: «Die Zunge ist der Spross des Herzens.» Damit ist gemeint, dass die Feuer-Organe, insbesondere das Herz, aber auch der Dünndarm, mit der Zunge verbunden sind. Kreist das Blut ungehindert durch den Körper, weist die Zunge – und das Gesicht – eine gesunde, rosige Farbe auf. Wird der Blutfluss behindert, sind Gesicht und Zunge blass.

Das mit der Zunge verbundene Gewebe ist das «Gefäß», ein Begriff, mit dem chinesische Ärzte auch den Körper als Ganzes bezeichnen. Arbeiten Herz und Verdauung nicht optimal, gerät der ganze Körper ins Ungleichgewicht. Ein chinesischer Arzt stellt anhand von Farbe, Form und Zustand der Zunge seine Diagnose.

MUND UND MUSKELN

Der Mund ist mit den Erd-Organen verbunden. Das kräftige, aktive Chi der Milz sorgt für einen gesunden Appetit, voll funktionsfähige Geschmacksknospen und rosige Lippen. Der Mund ist auch der Eingang zum Erdorgan Magen, der dem Yang zugeschrieben wird. Durch ihn gelangt die Nahrung in das primäre Verdauungsorgan und nährt so die Muskeln.

NASE, HAUT UND HAAR

Die Nase ist mit den Metall-Organen verbunden, vor allem mit der Lunge, aber auch mit dem Dickdarm. Eine kräftige Atmung hält die Flüssigkeitszirkulation im Körper in Schwung. So werden krank machende Blockaden aufgelöst und die Chi-Energie aktiviert. Sie hält die Haut feucht und verhindert ein Eindringen der in der Luft befindlichen Giftstoffe.

Gesunde, strahlende Haut und glänzendes Haar weisen auf «saubere» und giftfreie Metall-Organe hin.

OHREN UND KNOCHEN

Die Ohren sind mit den Wasser-Organen Nieren und Blase verbunden. Vor Tausenden von Jahren beobachteten chinesische Heiler bereits, dass ein Mensch stirbt, wenn seine Nieren, die sie als das Fundament des Lebens betrachteten, nicht funktionieren. In der Philosophie der traditionellen chinesischen Medizin heißt es, die Nieren seien auf das Ohr ausgerichtet, und folglich gibt es einen Energie-Meridian, der sie mit dem Gehör verbindet. Einwandfrei funktionierende Nieren steigern die Knochenmarkproduktion und sorgen für kräftige Knochen. Weitere Hinweise auf einen perfekten Energiefluss von Nieren und Blase sind nicht ergraute, glänzende, gesunde Haare und tadellose, perlmuttfarbene Zähne.

Anhänger der traditionellen chinesischen Medizin nutzen die Analyse der Gesichtssinne und der mit ihnen verbundenen Gewebe häufig als eine Form der Diagnose. Wir werden sie als Teil des ganzheitlichen Systems von Schönheit und Wohlbefinden betrachten.

DIE FÜNF GEFÜHLE

Nach der chinesischen Überlieferung sind die Fünf Gefühle der Ursprung vieler körperlicher Beschwerden. Diese Fünf Gefühle sind Wut, Freude, Traurigkeit/Kummer, Ängstlichkeit/Sorge und Furcht. Befinden sich diese Gefühle im Gleichgewicht, ist der Körper kräftig und gesund.

Die Gefühle an sich verursachen keine Krankheiten, aber sie können in einer falschen Dosis einen kranken Zustand herbeiführen und sogar die Gesundheit der damit verbundenen Organe beeinträchtigen (hierzu siehe Übersicht S. 36). Sind die Gefühle also harmonisch und ausgeglichen, ist der Körper gesund; herrschen einzelne Emotionen jedoch über einen längeren Zeitraum hinweg vor oder fehlt eines der Gefühle gänzlich, können körperliche Symptome auftreten.

Auch westliche Ärzte beginnen anzuerkennen, dass Krankheiten in Beziehung zum System von Geist, Körper und Seele stehen. Körperliche Beschwerden werden nicht länger nur als rein somatisch betrachtet. In der chinesischen Heilkunst gibt es übrigens den Begriff der psychosomatischen Erkrankungen nicht, da sie ganz selbstverständlich davon ausgeht, dass Körper und Seele eine Einheit bilden.

Probleme, die von einem Ungleichgewicht der Fünf Gefühle herrühren, sind schwieriger zu behandeln als solche, die durch äußere, also klimatische Bedingungen entstehen. Schließlich erleben wir schon während eines einzigen Tages zahlreiche emotionale Höhen und Tiefen. Die Lage spitzt sich jedoch zu, wenn eines der Gefühle so stark wird, dass es Körper und Geist überschwemmt.

WUT

Wie bereits erwähnt, ist die Wut mit der Leber verbunden. Zu viel Wut kann folglich den Fluss des Leber-Chi ändern und zu einer Schädigung des Organs führen. Für die Chinesen ist Wut der Dampf, der von einem Übermaß an Hitzeenergie (Yang) im Blutkreislauf aufsteigt. Wut reicht von Groll bis hin zu Eifersucht und Frustration. Die Chinesen glauben, dass jemand mit lebhaft gerötetem Gesicht eher zu Gefühlsausbrüchen neigt als ein Mensch mit blasser Gesichtsfarbe.

Ein wütender Mensch hat oft weit aufgerissene Augen und angespannte Gelenke und Sehnen, geballte Fäuste, ein eckiges Kinn und eine angestrengt wirkende Körperhaltung. Wird aus der Wut über längere Zeit hinweg Zorn, so kommt es zum so genannten «Leberfeuer», das sich nicht nur in Bluthochdruck, Kopfschmerzen und Schwindel zeigt, sondern auch zu Leberschäden und Gallenblasenschmerzen führen kann. Bei Frauen erzeugt die durch das Ungleichgewicht der Gefühle produzierte heiße Yang-Energie Hautunreinheiten bis hin zur Akne vor oder während des Menstruationszyklus.

Unterdrückte Wut führt häufig zu einem stagnierenden oder eingeschränkten Chi-Fluss und hat, ebenso wie übermäßige ausgelebte Wut, Leber- und Gallenblasenschäden zur Folge.

FREUDE

Jeder weiß, dass Glücklichsein – also Freude – gut fürs Herz ist. Aber auch hier tut ein Übermaß nicht gut. Ein altes chinesisches Sprichwort sagt, dass die Seele bei unmäßiger Freude in alle Himmelsrichtungen verstreut wird und nicht mehr gehalten werden kann. Überschwänglichkeit wird nicht so sehr als ein Zeichen von Glück oder Zufriedenheit betrachtet, sondern als Überreizung oder Aufregung, die das Herz schädigen oder zumindest belasten kann. Zu viel Freude kann zu Nervosität, Unruhe und Schlaflosigkeit führen, aber auch zu Darmverstimmungen wie Durchfall. Verminderte Lebensfreude zeigt sich dagegen in Unlustgefühlen und übermäßigem Schlafbedürfnis. Oft spürt der Betroffene im Brustkorb einen Druck. Hält dieser Zustand zu lange an, sind auch Depressionen keine Seltenheit.

Im Gefühlszustand der Freude ist der verwandte Gesichtssinn, die Zunge, entspannt.

ÄNGSTLICHKEIT UND SORGE

Die Symptome der Ängstlichkeit reichen von schlechter Laune und Depression bis hin zu Verfolgungswahn und Zwanghaftigkeit. Diese Gefühle beeinflussen Milz, Bauchspeicheldrüse und Magen. Der mit diesen Erd-Gefühlen verbundene Gesichtssinn ist der Mund. In Momenten der Angst ist der Mund oft trocken, die Lippen sind verkniffen, die Mundwinkel herabgezogen; die Muskeln, das mit Angst und Sorge verbundene Gewebe, angespannt und verkrampft.

Aus chinesischer Sicht können anhaltende Angstzustände zu tiefer Erschöpfung der Muskeln, zu Nachtschweiß, Herzklopfen, zu Verdauungsstörungen und sogar zu vorzeitig ergrautem Haar führen.

TRAURIGKEIT UND KUMMER

In der chinesischen medizinischen Tradition sind Traurigkeit und Kummer mit Lunge und Dickdarm verknüpft. Das Seufzen zum Beispiel hat seinen Ursprung in der Lunge. Als angemessene Reaktion auf einen äußeren Anlass oder Gefühlsreiz werden Traurigkeit und Kummer als gesund betrachtet. Sind diese beiden Gefühle jedoch überwältigend oder jahrelang nicht zu beheben, kann die gesamte Atmung und damit die Funktion der Lunge gestört werden. Es entsteht dann eine Hitze, die sich zum Beispiel als Bronchitis zeigt; auch können damit Atemnot und Müdigkeit verbunden sein sowie eine Neigung zu Apathie. Jeder, der schon einmal sehr betrübt war oder um einen geliebten Menschen getrauert hat, kann bezeugen, dass sich die Eingeweide bei diesem Gefühl verkrampfen: ein Zeichen, wie stark sich Trauer und Kummer auf den Dickdarm auswirken können.

Übermäßige Sorgen beeinträchtigen wiederum die Nase, den mit diesen Gefühlen verbundenen Gesichtssinn. Die Folge ist eine übermäßige Schleimproduktion, auch als Laufnase bekannt. Zudem schwächen sie das mit ihnen verbundene Gewebe, die Haut; in der Folge kommt es zu Rötungen, Pusteln und manchmal zu Ausschlag. In Zeiten intensiver Traurigkeit kann sogar das Haar, ebenfalls ein verwandtes Gewebe, ausfallen.

FURCHT

Ein wenig Furcht kann nicht schaden. Sie hält uns davon ab, blindlings über eine stark befahrene Straße zu laufen oder durch dunkle Gassen zu gehen. Nach der chinesischen Überlieferung wirkt sich Furcht auf Nieren und Blase aus und unterbricht den Chi-Fluss in diesen Organen. Chronische oder ständige Furcht kann Nieren und Blase in Mitleidenschaft ziehen und zu einer Vielzahl von Problemen führen, die von Bettnässen und dem regelmäßigen Ausscheiden von Nierensteinen bis hin zu Blasenentzündungen und vorzeitigem Samenerguss beim Mann reichen.

In Zeiten der Furcht ist das Gehör geschärft, denn das Ohr ist der mit diesem Gefühl verbundene Gesichtssinn. Und da die Knochen das verwandte Gewebe sind, hemmt die durch Furcht hervorgerufene Anspannung die Produktion von Knochenmark.

Eine genauere Übersicht, wie die Fünf Elemente mit den Fünf Organsystemen des Körpers, den Gesichtssinnen, Geweben und Gefühlen verbunden sind, finden Sie in der nachfolgenden Tabelle. Die dort aufgeführten komplizierten Verbindungen erklären, weshalb Ihr

Herz vor Freude hüpft, wenn Ihre kleine Tochter mit einem Blumenstrauß ins Zimmer gelaufen kommt, und weshalb Ihr Magen sich verkrampft, wenn Sie sich wegen der Abschlussprüfungen sorgen. Sie erklärt auch, weshalb Sie nach dem Weinen eine rote Laufnase haben und warum Kinder vor Furcht in die Hose machen.

Wir erleben jeden Tag unsere emotionalen Höhen und Tiefen, aber gefährlich für die Gesundheit wird es erst dann, wenn eines der Gefühle so stark ist, dass es Körper und Geist überwältigt. Ungünstige Faktoren, zu denen auch überbordende Gefühle gehören, können Krankheiten verursachen, doch darf man dabei nicht vergessen, dass jedem Menschen von seinen Eltern ein individuelles Energiesystem mitgegeben wurde – die Erbanlagen. Andere Faktoren, die dabei ebenfalls eine Rolle spielen, sind Lebensstil, Beziehungen, Arbeit, Ernährung und sportliche Betätigungen.

WIE DIE CHINESEN DEN KÖRPER SEHEN

ELEMENT	YIN-ORGANE	YANG-ORGANE	GESICHTSSINN	ZUGEHÖRIGES GEWEBE	EMOTION
Holz	**Leber**	**Gallenblase**	**Augen**	**Sehnen/elastische Fasern/Nägel**	**Wut**
Feuer	**Herz**	**Dünndarm**	**Zunge**	**Gefäß (Körper)**	**Freude**
Erde	**Milz/Bauchspeicheldrüse**	**Magen**	**Mund**	**Muskeln**	**Ängstlichkeit/Sorge**
Metall	**Lungen**	**Dickdarm**	**Nase**	**Haut**	**Traurigkeit/Kummer**
Wasser	**Nieren**	**Blase**	**Ohren**	**Knochen**	**Furcht**

Kapitel 2

IHR BEAUTY-WELLNESS-TEST

Sind Sie ein Yin-, ein Yang- oder ein Yin-Yang-Typ?

Da Sie nun erfahren haben, wie die Chinesen über Gesundheit und Schönheit denken, möchte ich Ihnen zeigen, wie Sie die neuen Informationen praktisch umsetzen können. Als Erstes sollten Sie den von mir entworfenen Beauty-Wellness-Test machen, um herauszufinden, ob Sie primär ein Yin-, ein Yang- oder ein Yin-Yang-Typ sind.

Versuchen Sie nicht, die «richtigen» Antworten zu finden, indem Sie dieses Buch durchblättern. Es gibt keine richtigen Antworten! Dieser Test soll Ihnen lediglich dabei helfen, festzustellen, wie es gegenwärtig mit Ihrer inneren Balance und folglich mit Ihrem Wohlbefinden bestellt ist.

So, wie das Chi und unsere Zellen sich ständig verändern, bringen auch die beiden Kräfte Yin und Yang die sich stetig entwickelnde Verbindung zwischen Körper, Geist und Seele zum Ausdruck. Aber Yin und Yang sind keine absoluten, exakten Werte. Wir können heute Yin und morgen Yang sein. Dieser Test verrät Ihnen nur Ihren momentanen Zustand.

DER TEST

Kreuzen Sie die Antwort an, die Ihnen am zutreffendsten erscheint, und zählen Sie am Schluss die Punkte zusammen. So erfahren Sie, ob Sie vornehmlich ein Yin-, Yang- oder Yin-Yang-Typ (im Gleichgewicht) sind. Das Ergebnis wird Ihnen bei der Zusammenstellung des für Sie am besten geeigneten Ernährungs- und Übungsprogramms eine Orientierung sein.

1. MEIN ALTER:

15 Punkte	13 bis 25
10	26 bis 45
5	46 oder älter

2. MEINE ERFAHRUNGEN MIT DEM KÖRPERGEWICHT LASSEN SICH AM BESTEN WIE FOLGT BESCHREIBEN:

15 Punkte	Ich kann essen, was ich will, ohne ein Pfund zuzunehmen
10	Es geht rauf und runter, aber nicht mehr als drei bis fünf Pfund im Monat
5	Ich nehme leicht zu

3. MEIN APPETIT IST:

15 Punkte	Außerordentlich
10	Mäßig
5	Gering

4. MEINE HAUT – BESONDERS DIE GESICHTSHAUT – GLÄNZT UND FETTET:

15 Punkte	Häufig
10	Nur im T-Bereich, also auf Stirn und Nase
5	Selten
0	Ich neige zu trockener Haut

5. ICH BEKOMME PICKEL IM GESICHT:

15 Punkte	Häufig
10	Gelegentlich
5	Selten

6. ICH HABE MITESSER:

15 Punkte	Viele
10	Wenige
5	Keine

7. ICH HABE HAUTGRIESS:

15 Punkte	Viel
10	Wenig
5	Keinen

8. ICH HABE DUNKLE AUGENRINGE:

15 Punkte	Selten
10	Gelegentlich während der Pollen-Saison oder wenn ich besonders müde bin
10	Ja, ein Familienerbe
5	Oft

9. ICH HABE FALTEN:

15 Punkte	Keine
10	Nur um die Augen
10	Um den Mund *oder* auf der Stirn
5	Um Augen, Mund und auf der Stirn

10. MEINE POREN SIND:

15 Punkte	Groß und offen
10	Mittelgroß
5	Klein und geschlossen

11. MEINE HAUT IST:

15 Punkte	Rau
10	Normal
5	Glatt

12. MEINE HAUT WEIST TROCKENE, SCHUPPIGE STELLEN AUF:

15 Punkte	Nie
10	Gelegentlich
5	Häufig

13. ICH RAUCHE ZIGARETTEN. MAN KÖNNTE MICH BEZEICHNEN ALS:

15 Punkte	Starke Raucherin (mindestens eine Packung täglich)
10	Normale Raucherin (bis zu einer Packung pro Tag)
5	Gelegenheitsraucherin/Nichtraucherin

14. ICH TRINKE ALKOHOL:

15 Punkte	Einen oder mehrere Drinks, gewöhnlich jeden Tag
10	Drei bis fünf Drinks die Woche
5	Gelegentlich/Nie

15. MEIN HAAR IST:

15 Punkte	Dick und glatt
15	Dick und lockig
10	Normal dick
5	Fein

16. MEIN TÄGLICHER HAARVERLUST IST:

15 Punkte	Sehr gering
10	Normal (80 bis 100 Haare täglich – es bleiben Haare in der Bürste hängen, aber keine alarmierenden Mengen)
5	Gravierend (Es bleibt eine Hand voll zurück, wenn ich mit meinen Fingern durchs Haar gehe; nach dem Waschen ist der Abfluss voller Haare)

17. MEIN HAAR UND MEINE KOPFHAUT SIND NORMALERWEISE:

15 Punkte	Fettig
10	Normal
5	Trocken

18. MEINE FINGERNÄGEL SIND:

15 Punkte	Rosig
5	Blass

19. DIE OBERFLÄCHE MEINER FINGERNÄGEL IST:

15 Punkte	Glatt
5	Geriffelt

20. ICH HABE HALSSCHMERZEN:

15 Punkte	Häufig
10	Ein- bis zweimal jährlich
5	Nie

GESAMTSUMME:

IHR BEAUTY-PROFIL

100 BIS 120 PUNKTE: SIE SIND VORWIEGEND EIN YIN-TYP

Der Yin-Typ neigt dazu, zurückhaltend, fast kühl zu sein. Er ist reservierter und weniger gefühlsbetont als der Yang-Typ. Sein Körper ist meist weicher und rundlicher als ein Yang-Körper. Der Yin-Typ hat oft trockene, empfindliche Haut und bekommt vorzeitig feine Runzeln und Falten, häufig um Augen und Mund. Gesichtshaut und Lippen des Yin-Typs sind oft blass, und er leidet nicht nur während der Wintermonate unter kalten Händen und Füßen.

Um Ihren Körper wieder ins Gleichgewicht zu bringen, sollte Ihre Ernährung vorwiegend aus Nahrungsmitteln mit wärmender Yang-Energie bestehen, die die Durchblutung beschleunigt und den trägen Organismus in Schwung bringt. Die Yang-Kost hält nicht nur die Gelenke geschmeidig und versorgt die inneren Organe, sondern macht auch eine elastischere Haut. Yin-Persönlichkeiten sollten heiße, scharfe, mit Jalapeno-Chili gewürzte mexikanische Gerichte essen oder die stark gepfefferte Küche der chinesischen Provinzen Sichuan und Hunan ausprobieren.

Geben Sie möglichst an jedes Essen Zimt, Ingwer, Knoblauch oder Dill. So bekommen Sie die warme Yang-Energie, die Sie brauchen, um gesund zu bleiben und noch schöner zu werden.

Eine meiner Salon-Kundinnen, Kitty, kam bei ihrem Beauty-Wellness-Test auf 100 Punkte. Kitty, die ihren Kosename eher ihrem katzengleichen Wesen als ihrem eigentlichen Vornamen verdankt, ist der klassische Yin-Typ. Sie sieht für ihre 32 Jahre sehr jung aus, ist nur 157 cm groß, hat einen sanft gerundeten Körper und eine leise, hohe Stimme, ähnlich wie die von Marilyn Monroe, der Yin-Frau schlechthin. Kitty hat helle Haut, blaue Augen und sehr feines, kaum gewelltes Haar. Sie reagiert überaus empfindlich auf Kälte und klagt oft über kalte Hände und Füße, besonders während der Wintermonate, wenn sie sich, wie sie es nennt, in einen frierenden Einsiedler verwandelt. Bevor es ihr gelang, ihren Körper wieder ins Gleichgewicht zu bringen, hatte sie regelmäßig einen Hautarzt aufgesucht, der ihre schuppige, empfindliche Haut behandelte.

Kitty hatte so viel Angst davor, zuzunehmen, dass sie sämtliche Öle und Fette aus der Küche verbannte. Sie weigerte sich zu glauben, dass gerade der Mangel an Fett zu ihren Hautproblemen beitrug. Der Körper braucht aber Öle und Fette für einen vitalen Stoffwechsel.

Ohne sie nimmt er Schaden. Schuppige, trockene Haut und ein niedriger Energiehaushalt sind die Folgen. Die Verdauung verlangsamt sich, und Abnehmen wird immer schwieriger.

ÜBER 220 PUNKTE: SIE SIND PRIMÄR EIN YANG-TYP

Wenn ich den Yang-Typ mit nur einem Wort beschreiben müsste, würde ich das Wort «aktiv» wählen. Normalerweise besitzt der Yang-Typ einen ranken, schlanken Körper. Wahrscheinlich wirken Sie jugendlich, sind extrovertiert, kommunikativ und für alle Dinge im Leben offen. Sie müssen nicht damit rechnen, vorzeitig zu altern. Ihre Haar und Ihre Haut sind oft fettig, und Sie neigen, besonders bei einer sehr hohen Punktzahl, zu Akne.

Die Tees und die Nahrung, die Sie zu sich nehmen, aber auch die Kräutermischungen, die Sie auf Haut und Haare auftragen, sollten ihrem Wesen nach Yin sein, um Ihre feurige Yang-Energie abzukühlen oder zu dämmen. Essen Sie Nahrungsmittel, die die heiße Energie beruhigen, dem Organismus Feuchtigkeit schenken und ihn nähren. Sie sollten die Haut elastisch erhalten und zum Strahlen bringen, ohne die Fettproduktion zu erhöhen. Greifen Sie zu Yin-Kost: Tomaten, Gurken, Bananen, Melonen, Zitrusfrüchte, Muscheln, Krabbenfleisch und Tofu. Nicht zu vergessen grüner Tee, er kühlt von allen Teesorten am stärksten!

Jan, ebenfalls Kundin meines Schönheitsstudios, ist groß und schmal, mit langen, schlanken Beinen. Sie hat mit ihren 28 Jahren immer noch das gleiche Gewicht wie mit 17, als sie die High School verließ. Eigensinnig, ruhelos und freiheitsliebend, verließ Jan ein Jahr vor Abschluss das College, um in der Welt umherzureisen, und machte Karriere als Reisefotografin. Doch trotz ihrer aktiven, sportlichen Lebensweise und ihres Gesundheits- und Fitness-Bewusstseins findet sie es herrlich, hin und wieder ein riesiges Steak oder ein gut gewürztes, fettreiches mexikanisches Essen zu genießen. Ihr wild wucherndes, dickes, lockiges Haar neigt dazu, fettig zu werden, genau wie ihre Haut, die durch lange, ungeschützte Aufenthalte im grellen Sonnenlicht etwas geschädigt ist. Bevor Jan in ihren Speiseplan mehr Nahrung mit kalter Energie integrierte und Haar und Haut mit kühlenden Pflegemitteln zu behandeln begann, litt sie regelmäßig unter schmerzhaften Akneschüben und dem Prämenstruellen Syndrom (PMS).

120 BIS 220 PUNKTE: SIE SIND PRIMÄR EIN YIN-YANG-TYP

Herzlichen Glückwunsch! Entweder haben Sie das perfekte Chi geerbt, oder Sie besitzen viel Fingerspitzengefühl, um Ihre Energie im Fluss zu halten, und führen ein ausgeglichenes Leben. Doch dass Yin und Yang bei Ihnen heute ausgewogen sind, heißt noch lange nicht, dass es morgen genauso sein muss. Ihre Aufgabe ist es, dieses Gleichgewicht zu bewahren.

Der Yin-Yang-Typ ist im Allgemeinen gelassen, ruhig und in guter Form. Sie sind wahrscheinlich weder zu dünn noch zu dick, Ihre Haut ist weder zu trocken noch zu fettig. Wenn Sie bewusst auf Ihren körperlichen Zustand achten, werden Sie sich ein hohes Maß an Wohlbefinden bewahren und natürlich schön sein. Sie müssen den Körper mit der richtigen Nahrung versorgen und die Haut mit den entsprechenden Mitteln pflegen; beispielsweise mit einem Gesichtswasser, das ihr Spannkraft verleiht, sie geschmeidig macht und gründlich reinigt. Wichtig ist, dass Sie immer wieder sportlich aktiv sind und ein Bewegungstraining absolvieren, um Ihre Muskelspannung aufrechtzuerhalten.

Sie können sich grundsätzlich aus allen Nahrungsgruppen bedienen. Um aber in Hochform zu bleiben, sollten Sie darauf achten, von allem eine gleiche, tendenziell eher kleine Menge zu sich zu nehmen. Im 3. Kapitel finden Sie eine Tabelle (s. S. 52f.), in der die Nahrungsmittel je nach ihrem Gehalt an heißer oder kalter Energie aufgeführt sind. Auch Lebensmittel mit neutraler Energie eignen sich für Sie ausgezeichnet: Papayas, Rindfleisch, Kartoffeln, grüne Sojabohnen, Mais, Hühnerfleisch, Eier, Schweinefleisch, Kidneybohnen, Saubohnen *(Vicia fava)*, unbehandelte Erdnüsse und Honig.

Zu meinen Kundinnen gehört auch Margaret, die man als Durchschnittsamerikanerin bezeichnen könnte. Sie ist 33 Jahre alt, 165 cm groß, wiegt 117 Pfund, hat braune Haare, haselnussbraune Augen und einen Teint, der durch Sonne und Wind erst rosig wird, bevor er Farbe annimmt. Ihre Haut ist, abgesehen von leichten Unreinheiten vor der Menstruation, normal: weder zu fettig noch zu trocken. Margaret kann problemlos das Gleichgewicht zwischen Beruf und Privatleben halten. Sie trinkt nur mäßig Alkohol und erzählt lachend, dass schon ein Tropfen Weißwein bei ihr seine Wirkung zeigt. Wenn Margaret im Urlaub ein paar Kilo zunimmt, verbannt sie einfach Brot und Kartoffeln aus der Küche, und innerhalb eines Monats sind die zusätzlichen Pfunde verschwunden.

WAS BEDEUTET DAS FÜR SIE?

Mit einem größeren Bewusstsein für die Veränderungen in Ihrem Körper gewappnet, können Sie sich jetzt den in den folgenden Kapiteln erläuterten Programmen zuwenden. So zeige ich Ihnen zum Beispiel im 4. Kapitel die Grundlagen Ihres Beauty-Wellness-Programms, indem ich Sie mit den Prinzipien von Entgiftung, Reinigung und Regeneration bekannt mache. Im 5. Kapitel können Sie aus einer Reihe von Nahrungs- und Hautpflegemitteln wie etwa Peelings, Gesichtsreinigern und Feuchtigkeitcremes jene auswählen, die Ihre Haut beruhigen, von abgestorbenen Zellen befreien, ihr Spannkraft und Feuchtigkeit verleihen. Im 6. Kapitel verrate ich Ihnen, wie Sie Haar und Kopfhaut gemäß der chinesischen Tradition Ihrem Typ entsprechend behandeln. Danach werden Sie jene Gerichte und Tees auswählen können, die nicht nur Ihr Körpersystem stimulieren, sondern auch Ihre Geschmacksknospen befriedigen.

Zum Schluss noch ein wichtiger Hinweis: Achten Sie auf Ihren Körper. Wenn Sie sich Tag für Tag Ihrer körperlichen Empfindungen bewusst sind, müssen Sie auf nichts verzichten. Nur sollten Sie immer alles in Maßen zu sich nehmen. Damit habe ich Ihnen schon den Schlüssel zum *Tao von Körper und Seele* verraten!

Kapitel 3

HEISSE UND KALTE ENERGIE AUF CHINESISCH

Kräuter und Speisen machen schön und gesund

«Füttere eine Erkältung und hungere ein Fieber aus», sagt ein altes Sprichwort, oder heißt es etwa: «Füttere ein Fieber und hungere eine Erkältung aus»? Wenn Sie sich die chinesische Gesundheitstradition mit ihrem Prinzip der heißen und kalten Energien zu eigen machen, werden Sie sich nie wieder fragen, welche Aussage die richtige ist.

Alle Nahrungsmittel, die wir zu uns nehmen, versorgen unseren Körper mit Nährstoffen, die in stärkere oder schwächere Wärmeenergie umgewandelt werden. Bei einer Erkältung sollten Sie also vor allem Nahrung zu sich nehmen, die Sie stark mit Wärmeenergie versorgt und so den Wärmemangel im Körper behebt. Bei Fieber jedoch, wenn Sie ohnehin schon das Gefühl haben, innerlich zu verbrennen, sollten Sie kühlende Nahrung zu sich nehmen, um das «Feuer» zu löschen.

Gemüse und Früchte, große Mengen Wasser, Tee und Säfte, Reis oder eine Nudelsuppe sind jetzt wohltuend. So wie Gesundheit Schönheit und Schönheit Gesundheit ist, werden in der alten chinesischen Denkweise Nahrung und Medizin gleichgesetzt. Doch sollten wir den Begriff «Medizin» nicht im Sinne der westlichen Interpretation von Medizin – als Mittel zur schnellen Heilung – verstehen. Das asiatische Konzept will Symptome und Ursachen frühzeitig erkennen und rechtzeitig vorbeugen. Zudem stellt es eine mögliche Eigenbehandlung in den Vordergrund. In der Konsequenz dieses Denkens wirken sich Speisen, ebenso wie Arzneien, auf Gesundheit und Wohlbefinden und damit letztendlich auch auf die Schönheit aus.

Womit ich auf keinen Fall sagen will, dass Sie im Krankheitsfall nicht Rat und Behandlung bei einem Arzt suchen sollten. *Das Tao von Körper und Seele* lehrt Sie jedoch, die Hinweise zu verstehen, die Ihr Körper Ihnen gibt. Wenn Ihre Hände und Füße ständig kalt sind, kann das auf übermäßiges Yin, also kalte Energie, und einen Mangel an Yang, also warmer Energie, im Körper hinweisen. Diesen Zustand können Sie beenden, indem Sie Nahrung zu sich nehmen, die den Körper zusätzlich mit Yang-Energie versorgt, etwa Ingwer, rote chinesische Datteln oder Dang quai, eine chinesische Kräuterpflanze. Fieber und Halsschmerzen deuten auf ein Übermaß an Yang, also heißer Energie, hin. Sie können den Organismus wieder ins Gleichgewicht bringen, wenn Sie Ihren Körper mit Yin-Nahrung versorgen: mit Honig- und Wassermelonen, Tofu, Spinat, kühlendem Pfefferminztee oder grünem Tee.

Um es nochmals zu betonen: Die in diesem Buch vorgestellten Theorien sind auf keinen Fall Ersatz für eine ärztliche Behandlung. Doch heute, da holistische Denkansätze allgemein akzeptiert sind, wissen wir, dass wir letztlich selbst für unsere Gesundheit verantwortlich sind und durch unsere Ernährung entscheidend dazu beitragen können.

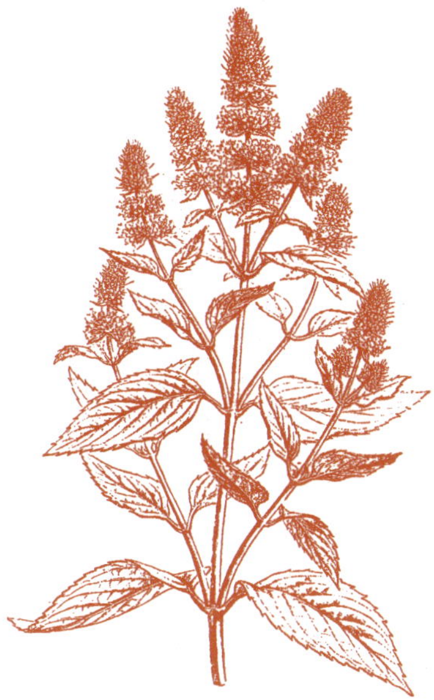

Pfefferminze (Mentha spicata)

HEISSE UND KALTE ENERGIE IN DER NAHRUNG

Unsere Lebensmittel besitzen unterschiedliche Energiestrukturen, die sich auf unser Wohlgefühl auswirken. Wir haben es also in der Hand, unsere Vitalität und unser Äußeres zu optimieren.

Denken Sie daran: Wenn ich von der Energie der Nahrungsmittel spreche, meine ich nicht unbedingt ihren Kaloriengehalt. Die Kalorien-Theorie ist eine westlich geprägte Auffassung. Ich dagegen gehe vom Chi aus, der allen Dingen innewohnenden Lebensenergie, und wie diese Energie den Körper beeinflusst.

Alles auf der Welt besitzt Yin- und Yang-Eigenschaften. Doch hier werde ich mich auf die kalte Yin-Energie und die heiße Yang-Energie in den Speisen konzentrieren. Um Sie nicht zu verwirren, werde ich die Begriffe «heiß», «warm», «neutral», «kühl» und «kalt» benutzen, wenn ich über die Energie in der Nahrung spreche, sei sie nun tierischen, pflanzlichen oder mineralischen Ursprungs.

Die Energiequalität bezieht sich auf die grundlegenden Eigenschaften der Nahrung und nicht auf die Temperatur, mit der sie serviert wird. Ich will es Ihnen am Vergleich zwischen der Pfefferminze mit ihrer Yin-Energie (kalt) und den scharfen Chilischoten mit ihrer Yang-Energie (heiß) erklären. Bei beiden kann man die innewohnenden Qualitäten leicht wahrnehmen. Eine Tasse Pfefferminztee wird als Getränk mit kühler Energie angesehen, selbst wenn der Tee kochend heiß serviert wird. Die Pfefferminze kühlt jedes Gewebe, mit dem sie in Berührung kommt. Mit «kühl» wird einzig und allein die der Pflanze innewohnende Energie bezeichnet, nicht ihre Temperatur. Ein Pfefferminzbonbon stimuliert dieselben Geschmacksnerven wie heißer Pfefferminztee; Sie spüren die gleiche Kühle im Mund. Mag das Bonbon aus dem Kühlschrank kommen oder, wie es häufig passiert, in den Tiefen Ihrer Handtasche geschmolzen sein: auf unseren Organismus wirken beide kühl.

Scharfe Chilischoten versorgen den Körper dagegen mit heißer Energie. Sie entfachen in ihm ein Gefühl von Hitze, ganz gleich, wie sie zubereitet wurden. Wenn Sie Chili essen, spüren Sie unmittelbar, wie es heiß in Ihnen aufsteigt. Sie bringen den Kreislauf in Schwung und sind so feurig, dass die Poren sich öffnen und Sie zu schwitzen beginnen. Wir haben es hier mit einer überaus effektiven, körpereigenen «Klimaanlage» zu tun; das erklärt auch, weshalb Chili und andere Pfefferarten häufig in den Tropen wachsen und dort in den heimischen Gerichten verwendet werden. In der nun folgenden Übersicht sind die grundlegenden Eigenschaften der Yin- und Yang-Energie zusammengefasst:

YIN	YANG
Kühlend	**Wärmend**
Entspannend	**Belebend**
Mangel	**Überfluss**

So lässt sich mit Yin-Kost (kalt) übermäßige Hitze im Körper reduzieren. Das ist besonders wissenswert für Menschen, die oft unter Halsschmerzen, Akne und Verstopfung leiden, also gesundheitliche Probleme haben, die durch ein Übermaß an heißer Energie verursacht werden.

Typische Nahrungsmittel mit kalter oder kühler Energie sind:

- **Stangensellerie.** Trinken Sie Selleriesaft oder essen Sie rohen oder eingelegten Sellerie, um den Körper von heißer Energie zu befreien. Einem uralten Buch über Kräutermedizin zufolge eignet sich Stangensellerie vorzüglich dazu, übermäßige Hitze in Leber und Gallenblase zu senken und Symptome wie Gelbsucht, PMS, Wut und trockene Augen zu lindern.
- **Kokosnussmilch.** Kokosnussmilch, besonders von grünen, vor Sonnenaufgang gepflückten Nüssen, fördert die Heilung von Akne und anderen, durch übermäßige Hitze in den Lungen verursachten Hautausschlägen. Sie schafft Erleichterung bei trockenem Husten.
- **Gurken/Gurkensaft.** Frische Gurken und frisch gepresster Gurkensaft unterstützen die Heilung der gewöhnlichen, durch ein Übermaß an Hitze in Lunge, Magen, Milz und Dickdarm verursachten Akne *(Acne vulgaris)*, weil die harntreibenden Gurken den Körper entgiften.
- **Wassermelonen.** Sie sind ein Geschenk des Sommers und helfen, die heiße Energie aus Nieren und Blase zu vertreiben, da sie ebenfalls harntreibend sind. Sie lassen Ödeme verschwinden, löschen den Durst, senken den Blutdruck und lassen Hitzepusteln verschwinden.

Nahrungsmittel mit heißer oder wärmender Energie vertreiben die kalte Energie und regen den Kreislauf der Körpersekrete und des Chi an. Allgemein wirkt Nahrung mit heißer Energie verdauungsfördernd, wärmt kalte Hände und Füße, bringt Farbe auf blasse Haut und Lippen. Doch Vorsicht: Nahrung mit heißer Energie ist nichts für Menschen, die unter Augenkrankheiten, Entzündungen, Husten oder anderen, auf heiße Energie hinweisenden Symptomen leiden.

Typische Nahrungsmittel mit heißer Energie sind:

- **Zimt.** Erhitzen Sie ein Stück Zimtstange in Apfelsaft oder Wasser und süßen Sie das Getränk mit braunem Zucker. Wintersportler lieben dieses Getränk. Zimt fördert die Durchblutung von Fingern und Zehen, erwärmt die Glieder, lindert Rheumaschmerz und wirkt lindernd bei starken Menstruationsbeschwerden.
- **Ingwer.** Ingwer wird von chinesischen Naturheilkundigen nicht nur als Heilpflanze,

sondern auch als Küchengewürz verwendet. Es treibt die Kälte aus dem Körper, mindert Brechreiz sowie See- und Luftkrankheiten. Mit Ingwer lässt sich Durchfall stoppen, Asthma und Husten lindern.

- **Schwarzer oder weißer Pfeffer.** Pfeffer wird zur Anregung von Blutdruck und Puls verwendet und sorgt umgehend für den Ausgleich fehlender Energie in Magen und Dickdarm.

ACHTEN SIE AUF DIE ENERGIE IN DER NAHRUNG

Durch das alte chinesische Konzept von den Beziehungen zwischen den einzelnen Körperorganen erkannten chinesische Heilkundige, wie ein aus dem Gleichgewicht geratener Körper durch Ernährung wieder mit sich in Einklang gebracht, also geheilt werden kann. Unwirksame Behandlungsmethoden und Rezepturen wurden verworfen, bis nur das zurückblieb, was sich über die Jahrhunderte bewährt hatte.

Indem ich aus dem überlieferten Wissen schöpfe, das meine Mutter und andere Familienmitglieder wiederum mir überliefert haben, kann ich Sie mit einer erstaunlichen Vielfalt natürlich heilender Nahrung und wohltuender Kräuter vertraut machen. Sie werden überrascht feststellen, dass viele davon der westlichen Hemisphäre entstammen und analog zu östlichen Heilkräutern verwendet werden können. Andere wiederum kann man gewöhnlich in einem Asia-Markt, in Naturkostläden oder gut sortierten Lebensmittelabteilungen großer Kaufhäuser finden (siehe auch «Einkaufsmöglichkeiten», S. 186). Sie werden sehen, diese Nahrungsmittel und Kräuter sind in kürzester Zeit nicht mehr aus Ihrer Küche wegzudenken – allein schon deshalb, weil sie Sie sichtbar schöner machen. Für die Chinesen sind vor allem Kräuter unerlässlich, um die Körperharmonie wiederherzustellen oder zu bewahren und dem Körper Chi zuzuführen.

Die auf den nächsten Seiten folgende Nahrungsmitteltabelle vermittelt Ihnen eine Vorstellung vom Energietyp jener Lebensmittel, die wir im Westen üblicherweise zu uns nehmen, und sie ermöglicht Ihnen, einen persönlichen, genau auf Sie zugeschnittenen Ernährungsplan zu erstellen, der mit dem *Tao von Körper und Seele* im Einklang steht.

Vergessen Sie nicht: Jeder Mensch ist anders. Was für Ihre Freundin gut sein mag, ist für Sie noch lange nicht richtig. Sind Sie ein Yin-Typ, sollten Sie Nahrungsmittel aus der Reihe der Yang-Lebensmittel wählen und so für innere Hitze sorgen. Was aber nicht heißen soll, dass Sie keine Yin-Nahrung mehr zu sich nehmen dürfen. Sie können alles essen: wie gesagt, in Maßen.

Heiße oder kalte Energie kann durch gezieltes Mischen neutralisiert und durch zusätzliche Gewürze, Wein oder Essig intensiviert werden. Ingwer und Wein verstärken heiße Energie. Auch die Zubereitungsart verändert die Energie. Kurzes Anbraten oder Frittieren sorgt für heiße Energie, Dämpfen kühlt.

Wenn Ihre Punktezahl Sie als Yin-Typ ausweist, sollten Sie sich einen Ernährungsplan zusammenstellen, der sich auf Nahrungsmittel mit Yang-Energie konzentriert, um so das innere Chi zu erwärmen. Trinken Sie Ingwertee, essen Sie kurz angebratene Gerichte mit Knoblauch und Zwiebeln. Sind Sie vorwiegend ein Yang-Typ, werden Sie vermehrt Nahrungsmittel mit kühler, die innere Hitze verringernder Energie zu sich nehmen. Trinken Sie viel Apfel- oder Stangenselleriesaft, essen Sie reichlich Melonen. Sie werden eher zu Huhn oder Schweinefleisch neigen, deren Energie neutral ist, als zu Rindfleisch, Pute oder Lamm, die wärmer sind, schon deshalb, um die Lust eines Körpers zu genießen, der mit sich im Einklang ist. Nahrungsmittel mit ausgeglichener Yin-Yang-Energie passen in den Speiseplan aller drei Energietypen. So können Sie eine Vielzahl von Gerichten servieren, bei denen für jedes Familienmitglied mit Sicherheit etwas dabei ist.

Diese Liste ist nur ein Anfang. Ich habe sie zusammengestellt, um Ihnen eine Vorstellung vom Chi-Gehalt vieler bekannter, aber auch fremder Lebensmittel zu geben. Je mehr Sie mit Ihrem Körper im Einklang sind, desto leichter werden Sie ein Übermaß an Yin- oder Yang-Energie oder ein ausbalanciertes Yin-Yang-Verhältnis erkennen können. Sie werden dann instinktiv von den Nahrungsmitteln angezogen, die für einen ungehinderten Chi-Fluss sorgen.

YIN- UND YANG-NAHRUNGSMITTEL

YIN KALTE/KÜHLE ENERGIE	YIN-YANG NEUTRALE ENERGIE	YANG HEISSE/WARME ENERGIE
Äpfel	Adzuki-Bohnen	Anis, Sternanis
Auberginen	Algen	brauner Zucker
Austern	Ananas	Breitlauch
Bambussprossen	Aprikosen	Butter
Bananen	Blumenkohl	Cashew-Kerne
Birnen	brauner Reis	Chili
Blumenkohl	Eier	Curry
Bohnensprossen	Endivien	Datteln (chinesische, rote
Brokkoli	Erbsen/Zuckererbsen	und schwarze)
Chicorée	Erdnüsse (ungeröstet)	Dill
chinesischer Weißkohl	Feigen	Eigelb
Eiweiß	grüne Mungbohnen	Erdnussbutter/-öl/
Ente	Hafer, Haferbrei	geröstete Erdnüsse
Erdbeeren	Holzäpfel	Essig
Fenchel	Honig	Frühlingszwiebeln
Fisch (weißfleischig)	Huhn	(Lauchzwiebeln)
Gerste	japanische Mispeln	Garnelen
grüner Tee	Kartoffeln	gebratenes Fleisch
Gurken	Kichererbsen	geräucherter Fisch
Hopfen	Kidney-Bohnen	und geräucherter
Joghurt	Kirschen	Schinken
Kelp und andere Algen	Kohl	Guaven
Kokosnuss, -milch	koreanischer weißer Ginseng	Himbeeren
Krabben	Kürbisse	Hühnerleber
Lotusblätter und -wurzeln	Lachs	Ingwer
Mandarinen	Mais	Jalapeno-Chili

YIN- UND YANG-NAHRUNGSMITTEL

YIN KALTE/KÜHLE ENERGIE	YIN-YANG NEUTRALE ENERGIE	YANG HEISSE/WARME ENERGIE
Mandeln	Milch (Kuhmilch)	Kaffee
Melonen (alle Arten)	Oliven/Olivenöl	Kardamom
Miesmuscheln	Papayas	Käse
Minze und Pfefferminze	Pflaumen/saure	Kastanien
Orangen	Pflaumen	Kirschen
Pampelmusen	Reis	Knoblauch
Pilze	Rindfleisch	Lamm
Rettich, chinesischer Rettich	Rosinen	Longane
Rhabarber	Rote Bete	Mandarinenschalen (getrocknet)
Salat	Saubohnen	Muskatnüsse
Salz	schwarze Pilze	Nelken
Schinken, gekocht	schwarzer Sesamsamen	Orangenschalen (getrocknet)
schwarze Bohnen	Schweinefleisch	Paprikaschoten (rot oder grün)
Sesamsamen	Seebarsch und Forelle	Pfirsiche
Sojabohnen/-quark/	Seeohr	Rosmarin
-tofu/-milch/-tempeh	Sojabohnen	Salbei
Spinat, chinesischer Spinat	Spargel	schwarzer Pfeffer
Stangensellerie	Süßholzwurzel	Sesamsaatöl
Steckrüben	Schafsmilch	Sherry
Sternfrüchte (Karambola)	Schokolade	sibirischer Ginseng
Süßkartoffeln	Thunfisch	Truthahn
Tomaten	Wachtelbohnen	Walnüsse
Venusmuscheln	Weintrauben	Whiskey und Wein
Wasserkastanien	Weizenmehl, -keime	Zimt
Wegerich	Zucker	
Yamswurzeln	Zwiebeln/Schalotten	

KÜCHENUTENSILIEN

Für das Zubereiten, Erhitzen oder Lagern von Lebensmitteln und äußerlich anwendbaren Cremes oder Masken empfehle ich Schüsseln, Töpfe und Pfannen aus Glas, Steingut oder Emaille. Um eine Wechselwirkung zwischen den Zutaten und Metall zu verhindern, sollten besonders Emailletöpfe weder Risse noch Kratzer aufweisen. Gerade die essenziellen Fette vieler Nahrungsmittel und die meisten Kräuter reagieren auf Metall negativ. Schadhafte Teebecher und Teller machen den Tee oder das Essen ungenießbar bitter. Eine leichte Übelkeit in der Folge ist nicht auszuschließen.

Zum kurzen Anbraten oder Kochen bei geringer Temperatur können Sie bedenkenlos Pfannen aus rostfreiem Stahl oder einem anderen, nicht reagierenden Material benutzen.

KOCHEN MIT KRÄUTERN

Die hier vorgestellten Rezepte erfordern keine große Küchenausstattung und nur geringe Kochkünste. Bevor wir anfangen, will ich Ihnen noch einige Tipps geben, damit die Zubereitung für Sie noch einfacher wird.

Denken Sie nicht, Kochen mit Kräutern sei viel zu kompliziert. Die meisten Kräuter gibt es schon gebrauchsfertig zu kaufen. Wie Sie sie verwenden, hängt in erster Linie von ihrer Beschaffenheit ab:

- Blättrige Kräuter, frisch oder getrocknet, können ohne allzu große Vorbereitung ins Essen gerührt werden. Allerdings sollten die Kräuterblätter vor dem Gebrauch zerrieben oder leicht zerstoßen werden. Zerdrücken Sie die Blätter mit einem Holzlöffel in einer Schale oder in dem Kochgefäß, das Sie verwenden. Dadurch gelangen die aromatischen Öle ins Essen.
- Für Tees müssen Sie kochendes Wasser in eine vorgewärmte gläserne oder gusseiserne Teekanne geben und dann die Kräuter hinzufügen. Den Sud müssen Sie zugedeckt wenigstens zwanzig Minuten stehen lassen, damit das Wasser die Kräuterenergie herausziehen kann. Vor dem Trinken die Flüssigkeit durch ein Sieb geben.
- Stiele, Rinden und harte Samen verlangen spezielle Behandlungen. Eine davon ist das Abkochen. Als Erstes zerstoßen Sie dazu das Pflanzenmaterial im Mörser, um die Oberfläche aufnahmefähig zu machen. Dann geben Sie dreißig Gramm oder mehr davon in einen Glas- oder Emaillebehälter mit Deckel. Gießen Sie – je nach Rezept – zwei

oder mehrere Tassen Wasser darüber. Nun den gesamten Inhalt zugedeckt zum Kochen bringen. Sobald das Wasser sprudelnd kocht, einmal umrühren. Jetzt erneut ohne Deckel aufkochen lassen. Hitze reduzieren und die Kräuter zehn bis fünfzehn Minuten lang köcheln lassen. Anschließend nehmen Sie den Topf vom Herd und lassen das Gebräu dreißig Minuten lang ziehen, bevor Sie es verwenden. Das klingt zwar ein wenig umständlich, doch Sie werden davon profitieren.

- Saftige Wurzeln und Knollen wie Ginseng und Dang quai entfalten ihre charakteristischen Eigenschaften erst durch Dämpfen. Geben Sie so viel Wasser in den Topf, dass es die Unterseite eines Dämpfeinsatzes berührt. Knolle oder Wurzel in den Einsatz legen. Topf zudecken. Wenn das Wasser kocht, Temperatur herunterdrehen. Flüssigkeit so lange köcheln lassen, bis die Knolle oder Wurzel weich ist, ungefähr zehn Minuten, je nach Dicke. Knolle oder Wurzel aus dem Dämpfeinsatz nehmen und nach Rezept verwenden.

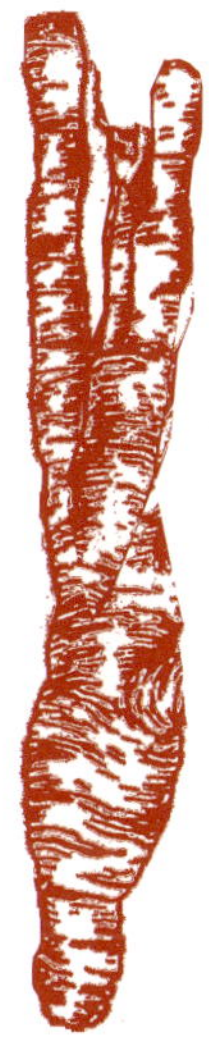

Dang quai

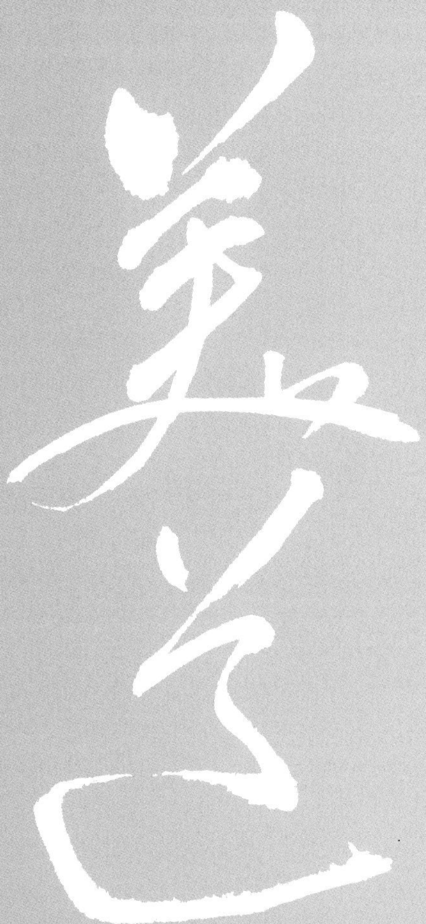

Schöner als ein Model

Kapitel 4

LERNEN SIE DAS WESEN DER SCHÖNHEIT VERSTEHEN

Entgiftung, Verdauung und Regeneration

Sie haben Ihren Energietyp ermittelt, sind in das Konzept von heißer, warmer, neutraler, kühler und kalter Energie eingeführt worden und haben erfahren, in welcher Beziehung diese Energien zum Körper und zur Nahrung stehen. Nun ist es an der Zeit, die Theorie in die Praxis umzusetzen. Wie ein Maler seine Leinwand vorbereiten muss, bevor er zu malen beginnt, müssen wir den Körper auf das Gesundheits- und Schönheitsprogramm vorbereiten. Das geschieht durch drei wirkungsvolle Methoden:

- **Entgiftung**: Dabei findet eine fortwährende Reinigung des Körpers von schädlichen Stoffen statt.
- **Verdauung**: Nur Lebensmittel mit den wirksamsten Nährstoffen sollten ausgewählt und zubereitet werden, um den Körper wieder in Harmonie mit sich selbst zu bringen.
- **Regeneration**: Ruhe, Entspannung und Schlaf helfen dem Körper, sich zu erneuern und wieder aufzuladen. Entscheidend ist dabei ein «Recyclingprogramm», das unseren Körper bis in die kleinste Zelle hinein nährt.

Zusammen erneuern die Methoden den Körper von Grund auf, und der Wunsch nach einem dynamischen, jugendlichen Äußeren wird langsam Wirklichkeit. Fangen wir mit der Entgiftung an.

ENTGIFTUNG

Welches ist das größte Körperorgan? Falsch, es ist weder das Herz noch die Lunge; auch nicht die Leber – es ist die Haut. Jeder Ernährungsfehler wird auf der Haut sichtbar. Wer kennt das nicht: Erst die Tüte Chips am Abend, und beim morgendlichen Blick in den Spiegel dann der große Aufschrei: Pusteln im ganzen Gesicht.

Das Tao von Körper und Seele wird Ihnen zeigen, wie Sie Ihren Körper von innen heraus reinigen können. Dieser Vorgang ist sehr wichtig. Sie würden schließlich auch kein ungewaschenes Gesicht schminken, oder? Sobald Ihr Körper von schädlichen Stoffen befreit ist, ist jedes Organ für die Nährstoffe und ihr Chi optimal empfänglich.

Von Geburt an wird unser Körper von außen durch Giftstoffe und von innen etwa durch exzessive Gefühlsregungen in einen disharmonischen Zustand gebracht. Der Körper versucht, sich durch Schwitzen, Harnlassen und Darmentleerung von diesen Giften zu befreien. Ist er aber überarbeitet oder erschöpft, müssen wir ihn bei dieser natürlichen Reinigung unterstützen.

Bereits vor Jahrhunderten wussten chinesische Schönheiten genau, welche Suppen oder Tees der Reinigung und Klärung nützen, und aßen nur jene Früchte und Gemüsesorten, die in der jeweiligen Jahreszeit geerntet wurden. Sie stellten schnell fest, dass sie auf diese Weise den Körper dabei unterstützen konnten, sich schneller von «fremden Einwirkungen» zu befreien. Giftstoffe im Körper können zu Energiemangel, Schwierigkeiten beim Wasserlassen, zu Kopfschmerzen und zahllosen Hautproblemen führen.

Der regelmäßige Gebrauch von «Reinigungsmitteln» zur Verbesserung der Organfunktionen ist Bestandteil chinesischer und westlicher Heilkunde. Doch anders als in China greift man im Westen zur Reinigung des Körpers oft zu starken Abführmitteln, um den Körper gewaltsam von schädlichen Stoffen zu befreien. Das kann in der Praxis dazu führen, dass dem Körper die von ihm dringend benötigte Flüssigkeit entzogen wird. Ein gravierender Nährstoff- und Chi-Mangel ist die Folge.

GESUNDE NIEREN FÜR EINEN GESUNDEN KÖRPER

Nach chinesischem Wissen sind gesunde und funktionsfähige Nieren wesentlich für Gesundheit und Wohlbefinden. Die chinesischen Heilkundigen aus früherer Zeit kamen schnell zu der Erkenntnis, dass der Lebenszyklus eines Menschen mit dem Gesundheitszustand seiner Nieren verknüpft ist. Die Ärzte beobachteten bei Patienten, die an einer Nierenfunktionsstörung litten, eine rasch zunehmende Schwäche der Gesamtkonstitution. Der Tod war oftmals unausweichlich. Deshalb bezeichneten die Heilkundigen die Nieren als die «Wurzel des Lebens». Ihre Funktionsfähigkeit bildet die Basis der Gesundheit. Die Chinesen sind der Meinung, dass in den Nieren das Chi, die Essenz des Lebens, gespeichert wird, und betrachten sie als die Hauptregulatoren der Fortpflanzungsorgane.

Die meisten Entgiftungsmittel, die in chinesischen Kräuterbüchern aufgeführt werden, sollen vor allem den Nieren bei der Regulierung des Gleichgewichts ihrer Yin- und Yang-Energien helfen, denn sie versorgen die zwölf Hauptorgane mit Energie und kontrollieren so auf zellularer Ebene das fundamentale Chi des Körper-Geist-Systems. Da sie alle anderen Organe mit Energie versorgen, wird den Nieren und ihrem Meridian-System, dem immerhin 27 Akupressurpunkte zugeordnet werden, besondere Aufmerksamkeit geschenkt.

DIE HEILKRÄFTE DER NAHRUNG

Die chinesische Kräuterkunde spricht der Nahrung vitale Heilkraft zu. Lebensmitteln und Kräutern wird in China ebenso viel Respekt und Aufmerksamkeit gezollt wie im Westen synthetisch hergestellten Medikamenten. Darum hat vieles, was im Westen als reines Nahrungsmittel betrachtet wird, in China eine ganz andere Bedeutung. Es ist überraschend, was die Chinesen alles als Entgiftungsmittel betrachten.

Diese reinigenden Nahrungsmittel können, indem sie die Verdauung fördern, die Harnentleerung und die Schweißabsonderung regulieren. Es ist die einfachste und auch sanfteste Art, den Körper zu entgiften, indem man ihm die entsprechenden Nahrungsmittel zuführt.

ENTGIFTENDE NAHRUNGSMITTEL:

- **Obst und Nüsse**: Äpfel, Aprikosen, Cashew-Kerne, Kokosnüsse, Feigen, Pampelmusen, reife Bananen, Orangen, Persimonen (Dattelpflaumen), Erdnüsse, Pflaumen, Walnüsse, Wassermelonen.
- **Gemüse**: Adzuki-Bohnen, Brokkoli, Kohl, Stangensellerie, chinesischer Weißkohl, Mais, Gurken, Auberginen, grüne Bohnen, Kidney-Bohnen, Linsen, Salat, Pastinaken, Kartoffeln, Shiitake-Pilze, Zuckererbsen, Spinat, Süßkartoffeln, Tomaten, Steckrüben, Brunnenkresse, Zucchini und andere Kürbisarten.
- **Eiweiß**: Fisch, Schweinefleisch, Tempeh, Tofu.
- **Körner und Samen**: Gerste, schwarzer Sesamsamen, brauner Reis, Rhizinussamen, Hafer, Sonnenblumensamen, wilder Reis.
- **Sonstiges**: Honig, Milch, Sesamöl, Sojasoße, Basilikum.

Meiden Sie:

Rind und sonstiges rotes Fleisch, chinesische Petersilie (Koriandergrün), Kaffee, Holzäpfel, konserviertes Fleisch, gebratene und fette Speisen, Weißdornfrüchte, chemisch behandelte, sterilisierte oder gesalzene Lebensmittel.

Beachten Sie, dass ich viele der hier als zu vermeiden genannten Lebensmittel an anderer Stelle als nahrhaft und wichtig für eine ausgeglichene Ernährung bezeichnet habe. Ich rate also niemandem, diese Nahrungsmittel für immer und ewig vom Speiseplan zu verbannen. Es geht hier lediglich darum, sie sparsam zu benutzen, wenn der Körper gereinigt werden soll.

VERSTOPFUNG

Wer darunter leidet, besitzt in der Regel zu viel heiße Yang-Energie, sein Chi ist geschwächt und im Körper befindet sich zu wenig Feuchtigkeit, besonders in Magen und Därmen. Die oben aufgeführten Nahrungsmittel helfen, das Übermaß an Yang-Energie zu reduzieren, den Chi-Mangel zu beheben und die Organe mit Feuchtigkeit zu versorgen. Sie sind also ein perfekter Einstieg ins Entgiftungsprogramm.

Der natürliche Entgiftungsprozess auf chinesischem Wege beansprucht Zeit. Die im Westen so gern und oft benutzten synthetisch produzierten Abführmittel wirken eindeutig schneller. Ich bin mir jedoch sicher, dass auch Sie die natürliche Entgiftung für Ihren Körper entschieden weniger aggressiv finden werden. Abführmittel oder Einläufe können den Körper zwar von Giften befreien, aber ihn auch schwächen und sogar zu starken Krämpfen führen.

Zu Beginn des Entgiftungsprogramms sollten Sie viel Flüssigkeit zu sich nehmen, Wasser, Säfte und Suppen trinken und reinigende Nahrungsmittel essen. Nehmen Sie sich täglich Zeit für leichte Aerobic-Übungen. Sie helfen, Ihr Chi zu stärken. Ich beginne während einer Reinigungsphase den Tag mit einem langen Spaziergang, anschließend steige ich in ein warmes, entspannendes Bad. Spazierengehen wirkt sich positiv auf die Zirkulation des Blutes und anderer Körperflüssigkeiten aus und fördert den Chi-Fluss im Körper, während ein wärmendes Bad nicht nur beruhigt, sondern auch die Poren öffnet und so die Ausscheidung der Stoffwechselgifte unterstützt.

Hier sind meine Tipps zur natürlichen Reinigung:

- Trinken Sie morgens auf nüchternen Magen ein Glas warmes Wasser. Rühren Sie zuvor zwei Teelöffel Honig hinein.
- Alternativ: Trinken Sie morgens ein Glas warmes Wasser, in dem Sie einen Teelöffel Salz aufgelöst haben.
- Oder: Trinken Sie ein Glas warmes Wasser oder grünen Tee mit einem Eßlöffel Aloevera-Saft.
- Oder: Trinken Sie morgens auf nüchternen Magen ein Glas warme Milch.
- Essen Sie täglich auf nüchternen Magen eine oder zwei reife Pflaumen. Reinigende Früchte sind außerdem: reife Feigen, Bratäpfel und gedünstete Pflaumen.

HARNLASSEN UND SCHWITZEN

Auch durch Harnlassen und Schwitzen werden schädliche Stoffe ausgeschieden. Harntreibende Getränke und Speisen fördern das Wasserlassen und stärken die Nieren, während schweißtreibende Nahrung die innere Hitze des Körpers erhöht und so die Schweißproduktion fördert.

Zu einer nach chinesischen Maßstäben ausgewogenen Ernährung gehören sowohl harn- als auch schweißtreibende Lebensmittel. Achten Sie also darauf, dass Sie während der Entgiftungsphase ausreichend davon im Haus haben.

- **Harntreibende Nahrungsmittel:** Spargel, Gerste, schwarzer Tee, chinesischer Weißkohl, Karotten, Kokosnüsse, Kaffee, Mais, Maisfasern, Gurken, Kidney-Bohnen, Salat, Mandarinorangen, Mangos, alle Arten von Melonen, Mungbohnen, Zwiebeln, Ananas, Pflaumen, Sternfrüchte.
- **Das Nieren-Chi stärkende Nahrungsmittel:** Rindernieren, schwarzer Sesamsamen, grüne Bohnen, Schwertbohnen,Vollkornbrot.
- **Schweißtreibende Nahrungsmittel:** schwarzer Pfeffer, schwarze Sojabohnen, Kardamomsamen, Schnittlauch, Nelken, Fenchel, frischer oder getrockneter Ingwer, Weintrauben, Süßholzwurzel, Litschis, Muskatnüsse, alle Arten von Pfeffer, Rettich.

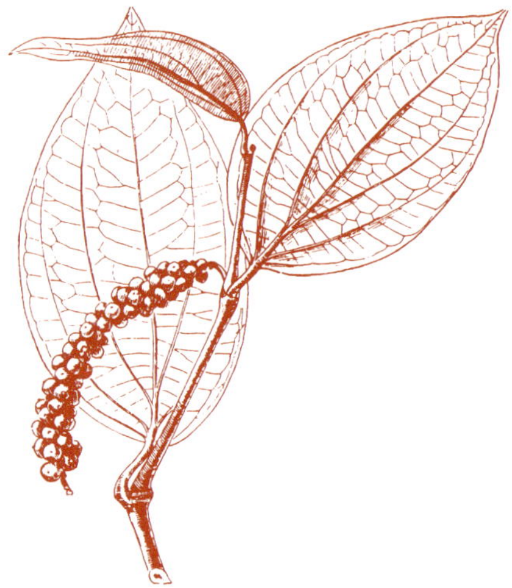

Schwarzer Pfeffer (Piper nigrum)

- **Die inneren Organe wärmende Nahrungsmittel:** Cayennepfeffer, schwarze oder weiße Pfefferkörner, Huhn, Schnittlauch, Nelken, Fenchelsamen, getrockneter Ingwer, Paprikaschoten, Lamm, Muskatnuss, grüne Bohnen.

WIE LANGE DAUERT DIE ENTGIFTUNG?

Eine innere Reinigung und Entgiftung funktioniert nicht über Nacht – dazu haben wir uns meist viel zu lange falsch ernährt. Ich schlage vor, Sie beschränken Ihre Entgiftung zunächst auf eine Woche, so ist ein Anfang gemacht. In dieser Woche sollten Sie folgendes Programm einhalten:

- Trinken Sie jeden Morgen einen reinigenden und stärkenden Tee: beispielsweise Ginseng- (S. 65), Chinesischen Süßholzwurzel- (S. 66) oder Wilde-Orchidee-Tee (S. 66 f.).
- Gehen Sie spazieren. Wenigstens einmal täglich sollten Sie zehn bis fünfzehn Minuten lang Ihre Beine vertreten, um den Chi-Fluss im Körper zu vitalisieren.
- Nehmen Sie täglich vier bis fünf Mahlzeiten zu sich, die Sie aus entgiftenden Lebensmitteln zubereitet haben. So wird der Chi-Fluss besonders zu Nieren, Leber, Milz, Magen und dem Darmtrakt angeregt.

ENTGIFTUNGSREZEPTE

Elementarer Ginsengtee (Yang)

Die Ginsengwurzel ist für die Chinesen *das* therapeutische Heilmittel schlechthin. Sie wird wegen ihres Aussehens auch als «Menschenwurzel» bezeichnet. Im *Klassiker des Gelben Kaisers zur Inneren Medizin* steht: «Ginseng stärkt die fünf inneren Organe, besänftigt den Geist, sorgt für eine ausgeglichene Seele, vertreibt Furcht, Erregung und bösartige Kräfte, lässt die Augen erstrahlen, verbessert das Sehen, öffnet das Herz, begünstigt die Weisheit und kräftigt – über einen bestimmten Zeitraum hinweg genommen – den Körper und verlängert das Leben.» Ginseng ist ein energiestärkendes Mittel, das den Chi-Mangel in Meridianen und Organen behebt. Es soll Geist, Seele und Körper wohl tun. Wahrscheinlich ist es deshalb bereits seit über 2000 Jahren populär. Für das allgemeine Wohlbefinden und die Entgiftung gibt es nichts Besseres als den mit Süßholz und roten chinesischen Datteln gesüßten Elementaren Ginsengtee.

Für zwei Portionen nehmen Sie:
2,5 cm koreanischen Ginseng
2,5 cm chinesische Süßholzwurzel, halbiert (siehe Anmerkung)
4 rote chinesische Datteln

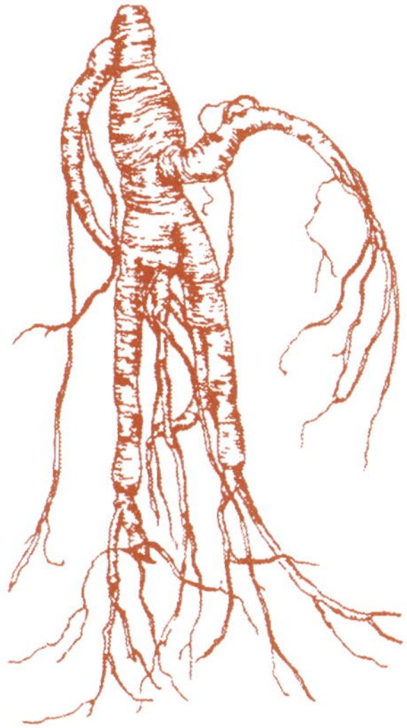

Ginsengwurzel (Panax quinquefolius)

Setzen Sie vier Tassen Wasser in einem kochfesten Glasgefäß auf. Sobald das Wasser sprudelnd kocht, Ginseng, Süßholzwurzel und rote Datteln hinzufügen. Hitze reduzieren, Gefäß zudecken. Eine Stunde köcheln lassen. Falls nötig, das Wasser auffüllen, bis sich wieder zwei Portionen ergeben. Durch ein Sieb geben und trinken.

ANMERKUNG: Koreanischer Ginseng wird in Asia- und Naturkostläden gewöhnlich unter dem Namen «Ginseng» verkauft. Er ist gelblich braun, sehr hart und von neutraler Energie. Roter sibirischer Ginseng ist Yang, amerikanischer Ginseng Yin. Verwenden Sie ausschließlich die chinesische Süßholzwurzel. Sie bekommen sie in Asia- und Naturkostläden. Die Yang-Energie der chinesischen Süßholzwurzel ist ein äußerst wirksamer Energieversorger und Entgifter.

Chinesischer Süßholzwurzeltee (Yin/Yang)

In der chinesischen Kräuterheilkunde ist die Süßholzwurzel fast so wichtig wie der Ginseng. Man nennt sie den «Großen Entgifter», weil sie den Körper von Giften befreit und eventuelle Nebenwirkungen anderer Kräuter aufhebt.

Wegen ihrer Wirkung auf Nieren und Milz ist sie auch ein Blutstärkungsmittel; sie versorgt das Blut mit Chi. Der Süßholzwurzeltee schmeckt heiß oder kalt. Das chinesische Süßholz besitzt zudem Entgiftungseigenschaften, die in anderen Süßholzarten nicht zu finden sind.

Für zwei Portionen nehmen Sie:
4,5 cm chinesische Süßholzwurzel
Honig zum Abschmecken

Bringen Sie vier Tassen Wasser zum Kochen, am besten in einem Glasbehälter. Süßholz hinzufügen. Hitze reduzieren. Alles 20 Minuten lang köcheln lassen (oder bis die Flüssigkeit zur Hälfte verkocht ist). Durch ein Sieb gießen. Nach Belieben mit Honig süßen.

Wilde-Orchidee-Tee (Yin)

Die chinesische Orchidee *(Dendrobium hancockii)* wird traditionell in einem Tee verwendet, um die Yin-Energie der Nieren aufzufüllen. Der Tee ist in China unter dem Namen «Suk Gok» bekannt und wird meist täglich getrunken. Süß und aromatisch, wie er ist, können Sie ihn auch Ihren Freunden servieren. Er ist das perfekte Yin-Tonikum, hilft bei Übermüdung und Erschöpfung und belebt den Geist.

Für zwei Portionen nehmen Sie:
1/2 Tasse getrocknete chinesische Orchideen
1 cm chinesische Süßholzwurzel (siehe Anmerkung)
Honig zum Abschmecken

Setzen Sie vier Tassen Wasser in einem Glasbehälter zum Kochen auf. Wenn das Wasser sprudelt, Kräuter hinzufügen. Hitze reduzieren. Den Sud 20 Minuten lang köcheln lassen (oder bis die Flüssigkeit zur Hälfte verkocht ist). Durch ein Sieb gießen. Nach Belieben mit Honig süßen. Warm trinken.

ANMERKUNG: Getrocknete chinesische Orchideen sind ebenso wie die chinesische Süßholzwurzel in Asia-Märkten erhältlich.

NAHRUNG MIT POWER

Tees oder spezielle Speisen können auf vielfältige Weise bei einer Verdauungsschwäche helfen: Sie lindern Brechreiz, regen den Appetit an oder hemmen ihn, reinigen das Verdauungssystem, befreien von Blähungen, Verstopfung oder Durchfall und fördern die Nährstoffaufnahme.

Im Folgenden führe ich Nahrungsmittel auf, die Ihnen Erleichterung verschaffen werden, unter welchem Verdauungsproblem Sie auch leiden mögen. Sie bringen das System von Magen, Dickdarm und Dünndarm wieder ins Gleichgewicht. Bei meiner Auswahl von Lebensmitteln habe ich auch darauf geachtet, dass sie nicht nur die Verdauungsprobleme beheben. Sie sollen auch für eine schönere Haut, glänzende Haare und kräftige Nägel sorgen.

Viele dieser Nahrungsmittel sind mit ganz speziellen Eigenschaften ausgestattet. Papaya und Ananas zum Beispiel sind reich an Enzymen, die nicht nur den Magen-Darm-Trakt, sondern auch den Chi-Fluss fördern; während rote und schwarze Datteln, Knoblauch, Ingwer und Klebreis (eine weiße, kurzkörnige Reisart mit hohem Stärkeanteil) wärmende, magenstärkende Energie liefern.

VERDAUUNGSFÖRDERNDE NAHRUNGSMITTEL

- **Obst und Nüsse**: Äpfel, Bananen, Kastanien, rote oder schwarze chinesische Datteln, Pampelmusen, Honigmelonen, Kumquats (japanische Orangen), Zitronen, Limetten, japanische Mispeln, Oliven, Orangen, Papayas, Birnen, Ananas, Pflaumen, Sternfrüchte, Wassermelonen.
- **Gemüse**: Adzuki-Bohnen, schwarze Bohnen, Karotten, Stangensellerie, chinesischer Weißkohl (Bok choi), chinesische Petersilie (Koriandergrün), Schnittlauch, Mais, Löwenzahnblüten, Fenchel, Salat, Mungbohnen, Kartoffeln, Rettich, Spinat, Tomaten, Wasserkastanien, Frühlingszwiebeln (die weißen Teile), Yamswurzeln.
- **Eiweiß**: Huhn, Fisch, Tofu.
- **Körner und Samen**: Gerste, Klebreis, weißer Reis (Lang- oder Kurzkorn), Hafer.
- **Sonstiges**: Schwarzer oder grüner Tee, brauner Zucker, Cayenne-Pfeffer, Zimt, Nelken, getrocknete Schalen von Mandarinorangen, Knoblauch, Ingwer, Ginseng, Hopfen, Milch, Muskatnuss, Pfefferminze, Basilikum, Essig, weißer und schwarzer Pfeffer, Wein.

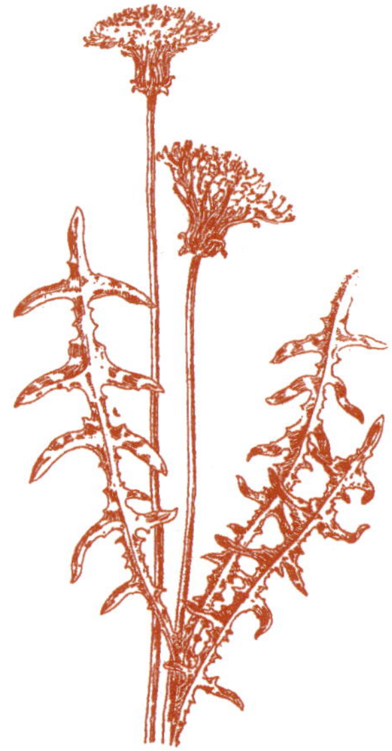

Löwenzahn (Taraxacum officinale)

Meiden Sie:
Hochprozentigen Alkohol, Milchprodukte, besonders Speiseeis, ölige und fette Nahrungsmittel, sterilisierte und konservierte Lebensmittel, rotes Fleisch, alle Lebensmittel mit kalter Energie.

WIE FANGE ICH AN?

Sie können viele Verdauungsprobleme beheben, wenn Sie sich an folgende Vorschläge halten:

- Essen Sie zweimal täglich nach den Mahlzeiten Papayas: die ganze Frucht, wenn sie klein, die Hälfte, wenn sie groß ist. Papayas wirken verdauungsfördernd und reduzieren die Gasbildung und damit das Aufblähen und Anschwellen des Magens. Sie helfen ebenfalls bei Fieber, Husten und gegen Durst.

- Kauen Sie nach einem ausgiebigen Mahl einige Fenchelsamen, um Ihren Magen zu beruhigen und die Übelkeit zu vertreiben.
- Frische Ananas ist nicht nur durststillend und harntreibend, sondern wirkt mit ihrem süßsauren Geschmack auch ausgleichend. Sie versieht den Körper mit der bei Verdauungsstörungen sehr hilfreichen neutralen Energie (Yin/Yang). Essen Sie zweimal täglich drei bis fünf Scheiben Ananas oder trinken Sie zweimal täglich einen Achtelliter frisch gepressten Ananassaft.
- Tofu darf in Ihrem Speiseplan nicht fehlen! Er ist nahrhaft und leicht verdaulich, begünstigt ein ausgewogenes Chi und damit ein gesundes Leben. Und er liefert jene kühlende Energie, die das von zu viel heißer Energie im Magen und den Därmen herrührende Ungleichgewicht wieder ins Lot bringt. Sojabohnen-Tofu gibt es wie Pasta in den vielfältigsten Formen: weich oder zu harten Platten gepresst, in getrockneten Stücken, frittiert oder in schmale Streifen geschnitten. Er muss nicht unbedingt gekocht, kann jedoch auf mancherlei Art gegart werden. Tofu versorgt den Körper nicht nur mit hochwertigem Eiweiß, sondern ist ebenso ein ausgezeichneter Eisen-, Phosphor- und Kaliumlieferant und eine vorzügliche Kalziumquelle.
- Auch eine Suppe vor dem Frühstück bringt Ihren Magen wieder ins Gleichgewicht. Sie sollte aus weißem Reis und einer Fenchelknolle gekocht sein. In kleinen Schlucken getrunken, lässt sie Blähungen verschwinden.
- Spinat besitzt erstaunliche verdauungsfördernde Eigenschaften. Während roher Spinat im Salat vor allem gegen Verstopfung hilft, ist gekochter Spinat gut gegen Magenverstimmungen. Zusammen mit dem Eisen, das er enthält, ist er speziell für Frauen ein Power-Paket; auch unterstützt gekochter Spinat die Lebertätigkeit und sorgt für einen gleichmäßigen Blutdruck.

Verdauungsfördernde Nahrungsmittel sind wichtig, um das Chi im Magen-Darm-Trakt ins Gleichgewicht zu bringen, ein Übermaß an Yang-Chi zu kühlen oder ein schwaches Yin-Chi zu wärmen. Mit der folgenden kleinen Auswahl von Tees und Suppen können Sie Ihr System stimulieren.

REZEPTE FÜR EINE BESSERE VERDAUUNG

Minzetee (Yin)

Die Minze ist geradezu ein verdauungsförderndes Naturwunder. Ob Pfefferminze, grüne Minze oder schlichte Gartenminze: sie liefert eine kühlende, beruhigende, verdauungsfördernde Energie. Kauen Sie ein Minzeblatt, und schon sind der Atem frisch und der Geschmackssinn klar. Mit einem aromatischen Minzetee können Sie einen überempfindlichen Magen beruhigen oder Appetitlosigkeit beheben.

Außerdem ist Minzetee für all jene das perfekte Getränk, die Koffein meiden müssen: er ist frei davon.

Für vier Portionen nehmen Sie:
2 gehäufte Teelöffel getrocknete Minze oder eine
1/4 Tasse frische gehackte Minze ohne Stiel
Honig nach Geschmack

Bringen Sie viereinhalb Tassen Wasser in einem Glas- oder Emaillebehälter zum Kochen. Die getrocknete Minze hineingeben, Topf zudecken, Hitze ausstellen. Das Ganze fünf Minuten lang ziehen lassen (oder bis der Tee Ihrer Meinung nach stark genug ist), damit der Minze so viel Wirkstoffe wie möglich entzogen werden. Die frische Minze soll man erst zerstoßen, kurz bevor man sie ins kochende Wasser gibt. Bei kleiner Hitze fünf Minuten lang köcheln lassen. Den Tee durch ein Sieb in den Becher geben und nach Belieben mit Honig süßen.

Nelkentee (Yang)

Wollen Sie bei jemandem den Appetit anregen, etwa bei einem Kranken, bereiten Sie ihm eine Kanne Nelkentee. Die wärmende Energie der Nelken wirkt augenblicklich entspannend auf den Magen-Darm-Bereich.

Für vier Portionen nehmen Sie:
1–2 gehäufte Esslöffel ganze Nelken
2 Teelöffel Oolong-Tee oder einen anderen schwarzen Tee
Honig nach Belieben

Bringen Sie vier Tassen Wasser zum Kochen. Etwa eine halbe Tasse Wasser in eine Porzellan- oder Steingutkanne geben und schwenken, um das Gefäß anzuwärmen, dann fortgießen. Die Nelken leicht im Mörser zerstoßen. So wird das aromatische Öl freigesetzt. Nelken und Teeblätter in die Kanne geben, das heiße Wasser darüber gießen. Fünf Minuten lang ziehen lassen (oder bis der Tee Ihrer Meinung nach stark genug ist). Tee durch ein Sieb gießen. Nach Belieben mit Honig süßen.

Tofu-Spinat-Suppe (Yin/Yang)
Wer noch davon überzeugt werden muss, dass vegetarische Kost ausgezeichnet schmecken kann, sollte diese wunderbare Suppe ausprobieren. Spinat und Zwiebeln wirken bekanntlich verdauungsfördernd, während Ingwer mit seiner wärmenden Energie die Kälte im Magen bekämpft, die hauptsächlich für Verdauungsstörungen verantwortlich ist.

Für vier Vorspeisen oder zwei Portionen
als Hauptgericht nehmen Sie:
2–3 Esslöffel Speiseöl
2–4 Frühlingszwiebeln, klein gehackt
1 kleine gelbe Zwiebel, klein gehackt
1 mittelgroße Karotte, in schmale Streifen geschnitten
1 cm Ingwer, grob gehackt
2 Tassen frischer Spinat, gewaschen, trocken getupft
und zerkleinert
250 Gramm festen Tofu, ausgepresst und in
1 cm große Würfel geschnitten
Pfeffer und Salz zum Abschmecken

Würzmischung:
1 Esslöffel Sesamöl
1 Esslöffel Sojasoße
1 Esslöffel Stärkemehl
1 Esslöffel Zucker

Verrühren Sie die Zutaten der Würzmischung in einer Glasschüssel und stellen Sie sie erst einmal beiseite. Dann erhitzen Sie Öl in einem Emailletopf. Frühlingszwiebeln, Zwiebel, Karotte und Ingwer zwei Minuten lang unter Rühren anbraten. Vier Tassen Wasser hinzugeben und zum Kochen bringen. Spinat und Tofu hinzufügen und wieder aufkochen lassen. Jetzt die Würzmischung zugeben, unter langsamem Umrühren mischen. Mit Salz und Pfeffer abschmecken. Topf zudecken und Suppe noch einmal zum Kochen bringen. Sofort servieren.

REGENERATION

Es sieht so aus, als hätten wir in unserem hektischen Leben ausgerechnet keine Zeit für das, was wir am dringendsten brauchen: genügend Schlaf. Der für die Regeneration des Körpers unerlässliche Schlaf wird immer häufiger gestört. Auch schlafen wir immer weniger, weil wir Angst haben, etwas zu verpassen. Aber mangelnder Schlaf wirkt sich auch auf unsere Nahrungsaufnahme und den Zustand unserer Haut aus.

Unser Körper braucht Zeit, um die Speisen für seine Bedürfnisse aufzuarbeiten und seine Speicher aufzufüllen, Giftstoffe auszuscheiden und müden, überforderten Muskeln und Gelenken Gelegenheit zu geben, ihre Elastizität und Flexibilität wiederzuerlangen. Das kann er aber nur, wenn wir in regelmäßigen Abständen und ausreichend schlafen. In klinischen Untersuchungen über Schlafentzug wurde festgestellt, dass ein Mangel an Tiefschlaf nicht nur die Körperfunktionen beeinträchtigen, sondern auch zu Vergesslichkeit und Halluzinationen führen kann.

Ohne ausreichenden und ungestörten Schlaf werden Sie reizbar oder, schlimmer noch, krank. Schlafmangel zeigt sich nicht nur in dunklen Ringen unter den Augen und Tränensäcken. Er kann zu Stress und Nervosität, zu Phasen übermäßiger Beschäftigung mit dem eigenen Ich, zu niedrigem Blutdruck und zu Wutausbrüchen führen. Kopf- und Herzschmerzen deuten oft auf fehlenden Schlaf hin, ebenso kraftloses, strähniges und stumpfes Haar, das sogar ausfallen kann. Auch auf der Gesichtshaut können sich verräterische Spuren von zu wenig Schlaf zeigen: Hautgrieß oder Mitesser, Akne, raue Haut oder Falten, besonders um die Augen; insgesamt kann sie fahl und müde erscheinen.

WAS TUN?

Gesunder Schlaf muss ebenso systematisch unterstützt werden wie alle anderen Aspekte Ihres Körper- und Schönheitsprogramms. Die Nachtstunden sind die kostbarsten Stunden für die Regeneration Ihres Körpers. Am besten, Sie gehen jeden Abend zur gleichen Zeit ins Bett und stehen jeden Morgen zur gleichen Zeit auf. Ja, auch am Wochenende. Tut mir furchtbar Leid, ich raube Ihnen nur äußerst ungern den Luxus des Ausschlafens, aber wahr ist: Man kann verlorenen Schlaf nicht nachholen. Nur ein geregelter Schlafrhythmus hilft, das körperliche Gleichgewicht zu bewahren.

Hier einige Vorschläge für einen erholsamen Schlaf:

- Sorgen Sie für eine angenehme Temperatur in Ihrem Schlafzimmer; es sollte dort weder zu kalt noch zu warm sein. Lassen Sie möglichst viel frische Luft herein.
- Angenehm duftende, frisch bezogene Laken sind ein Genuss. Gönnen Sie sich diesen, sooft Sie wollen.
- Schaffen Sie sich eine möglichst stressfreie Umgebung. Zur Regeneration von Körper und Seele sollte das Zimmer still und dunkel sein.
- Trinken Sie eine Stunde vor dem Zubettgehen einen Beruhigungstee, zum Beispiel Hopfentee (S. 75) oder Kamillentee. Sie schlafen dann rasch und ohne Schlaftabletten ein. Falls Sie in dem Augenblick, da der Kopf das Kissen berührt, wie ein Stein einschlafen, ist das ein Zeichen für Übermüdung und Stress. Ihr Schlaf wird dann weder erholsam noch regenerativ sein. Im Idealfall sollten Sie bis zum Einschlafen fünf bis zehn Minuten brauchen, bis der Alltagsstress von Ihnen abfällt.
- Ein warmes Bad – nicht zu warm, das hält Sie nur wach – eine halbe Stunde vor dem Schlafengehen entspannt Muskeln und Geist. Mein Tipp: Ins Badewasser eine halbe Tasse Meersalz geben – meine Muskeln wissen das sehr zu schätzen – und dazu eine Pipette wohlriechendes, beruhigendes Lavendelöl.
- Das ätherische Öl der Zwiebel wirkt Wunder. Zerstoßen Sie eine kleine Zwiebel und geben Sie sie in ein Trinkglas. Decken Sie es mit einer Untertasse ab. Ruhig mehrere Stunden ziehen lassen. Inhalieren Sie das ätherische Öl, bevor Sie sich ins Bett legen. Sehr wahrscheinlich sind Sie innerhalb von fünfzehn Minuten eingeschlafen.
- Tiefes und langsames Atmen kann auch die aufgeregtesten Nerven beruhigen. Legen

Sie sich flach auf den Rücken, Arme an die Seite, Handflächen nach oben. Schließen Sie die Augen und beginnen Sie langsam und tief zu atmen. Konzentrieren Sie sich auf positive, friedliche Bilder: das sonnenbeschienene Meer, einen Berggipfel oder einen anderen traumschönen Ort. Konzentrieren Sie sich auf die Stelle zwischen Ihren Augen – Ihr «drittes Auge» – und bitten Sie jeden Körperteil mental, einzuschlafen. Fangen Sie mit den Zehen an und arbeiten Sie sich immer höher hinauf. Weitere Übungen, die für Erholung und Entspannung sorgen, finden Sie im 10. Kapitel.
- Kalzium wirkt schlaffördernd und lindert Muskelkrämpfe. Sie können es in flüssiger Form in ein Glas warme Milch geben oder eine Kalzium-Sprudeltablette in Wasser auflösen.

REGENERATIONSFÖRDERNDE NAHRUNGSMITTEL

Für einen gesunden Schlaf werden Sie einige alte Gewohnheiten opfern müssen, besonders wenn Sie vom Aufwachen bis zum Schlafengehen auf Hochtouren laufen. Folgende Nahrungsmittel sollten in Ihrem Speiseplan keineswegs fehlen. Essen Sie diese vor allem in den Abendstunden.

REGENERATIONS- UND SCHLAFFÖRDERNDE MITTEL:

- **Obst und Nüsse**: Äpfel, Bananen, Zitronen, japanische Mispeln, Maulbeeren, Papayas, Birnen, Ananas, Pflaumen, rote und schwarze chinesische Datteln.
- **Gemüse**: Adzuki-Bohnen, schwarze Bohnen, Grünkohl, Fenchel, grünes Blattgemüse (gedämpft oder gekocht, nicht roh), Salat, Pilze, Spinat, weiße Kartoffeln, Yamswurzeln, Süßkartoffeln.
- **Eiweiß**: Huhn, Fisch, Tofu.
- **Körner und Samen**: Gerste, brauner Reis, Nudeln, Hafer, Reisnudeln, Klebreis.
- **Sonstiges**: Basilikum, Kamille, Dill, Knoblauch, Ginseng, Honig, Hopfen, Pfefferminze, Hagebutten.

Meiden Sie:

Alkohol; Koffein in Kaffee, Cola-Getränken, schwarzem Tee und Schokolade; fette oder stark gewürzte Lebensmittel; Zucker.

Schwer verdauliche Nahrung garantiert Ihnen schlaflose Nächte. Auch übertriebenes Fitnesstraining vor dem Schlafengehen sichert Ihnen ein langes Wachliegen.

SCHLAFFÖRDERNDE REZEPTE

Hopfentee (Yin)

Hopfentee gehört zu den traditionellen chinesischen Einschlafhilfen. Trinken Sie jeden Abend vor dem Zubettgehen bis zu zwei Tassen davon. Hopfentee lindert auch Krämpfe während der Menstruation, wirkt, eine halbe Stunde vor den Mahlzeiten getrunken, appetithemmend und dämpft sogar Heißhunger.

Für zwei Portionen nehmen Sie:
1/2 Tasse Hopfen, getrocknet (siehe Anmerkung)
Honig nach Belieben

Bringen Sie vier Tassen kaltes Wasser mit dem Hopfen in einem geschlossenen Emailletopf zum Kochen. Umrühren. Hitze reduzieren. Zwanzig Minuten lang (oder bis die Flüssigkeitsmenge halbiert ist) zugedeckt köcheln lassen. Durch ein feinmaschiges Sieb gießen. Nach Belieben Honig zugeben. Warm oder kalt trinken.

ANMERKUNG: Getrockneten Hopfen gibt es in größeren Naturkostläden.

Dattel-Zwiebel-Tee (Yang)

Dieser entspannende Schlaftee ist auch für Menschen mit empfindlichem Magen geeignet. Rote Datteln besitzen wärmende Energie und stärken Milz, Magen und Blut. Da sie von Natur aus einen hohen Zuckergehalt haben, ist kein anderer Süßstoff nötig.

Für eine Portion nehmen Sie:
5 rote chinesische Datteln, entkernt
(siehe Anmerkung)
4 Frühlingszwiebeln, nur die weißen Teile,
geschält

Bringen Sie die Datteln und die Lauchzwiebeln mit anderthalb Tassen Wasser in einem Emaille- oder Glasbehälter zum Kochen. Hitze reduzieren. Das Ganze auf mittlerer Flamme so lange köcheln lassen, bis nur noch eine Tasse Flüssigkeit übrig ist. Durch ein Sieb geben. Sie können, wenn Sie wollen, die gekochten Datteln und Lauchzwiebeln essen.

ANMERKUNG: Rote chinesische Datteln gibt es in Asia- und vielen Naturkostläden.

Weizenkeim-und-rote-Datteln-Suppe (Yin/Yang)

Die kühle Energie des Weizens kompensiert die heiße Dattelenergie und unterstützt die Tätigkeit von Herz, Milz und Nieren. Weizen wird in der chinesischen Medizin traditionell benutzt, um große Aufregung zu besänftigen.

Für eine Portion nehmen Sie:
1 Teelöffel Weizenkeime
4–6 rote chinesische Datteln, entkernt
2,5 cm Süßholzwurzel
(siehe Anmerkung)

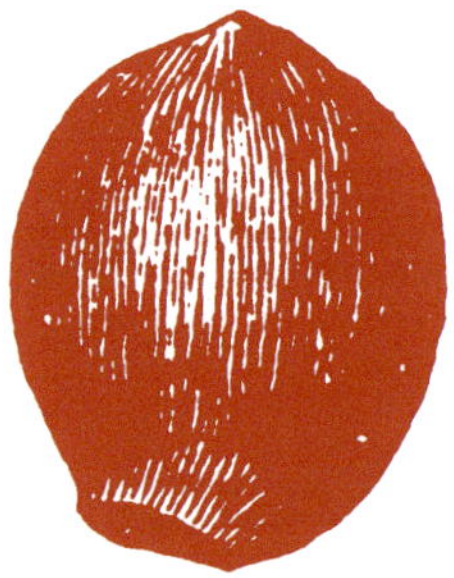

Rote chinesische Dattel
(Cycas revoluta)

Rösten Sie die Weizenkeime ohne Öl in einer Bratpfanne so lange, bis sie eine schwach goldene Farbe angenommen haben. Die gerösteten Keime zusammen mit den Datteln und anderthalb Tassen Wasser in einem Glas- oder Emaillebehälter zum Kochen bringen. Hitze reduzieren, Süßholzwurzel hinzugeben. Bei mittlerer Hitze köcheln lassen, bis sich die Flüssigkeitsmenge auf eine Tasse reduziert hat. Durch ein Sieb geben. Schlafen Sie gut!

ANMERKUNG: Achten Sie darauf, dass es sich um *chinesische* Süßholzwurzeln handelt, nur sie zeigen die gewünschte Wirkung. Rote chinesische Datteln und chinesische Süßholzwurzeln erhalten Sie in Asia- und Naturkostläden.

Kapitel 5

DAS GESICHT WAHREN

Strahlende Haut mit Chrysantheme und Lotuswurzel

In allen Kulturen gilt schöne Haut als ein Zeichen für Jugend, Gesundheit und Vitalität. Nach chinesischer Auffassung lässt sich der Traum von schöner Haut – einem wesentlichen Teil der äußeren Erscheinung – durch eine Kombination aus äußerlich und innerlich angewandten Kuren verwirklichen.

Eine klare, elastische Haut gilt in China als der wichtigste Indikator für gute Gesundheit, stabilen Kreislauf und ein ungehindert fließendes Chi. Doch wir hier im Westen konzentrieren uns eher auf das, was wir auf das Gesicht auftragen, und weniger auf das, was wir dem Körper zuführen. Deshalb muss jede Lotion, selbst die teuerste, zwangsläufig versagen. Denn nichts kann jenes innere Strahlen ersetzen, das von einem ausbalancierten Körper ausgeht.

Die richtige Ernährung ist entscheidend für das *Tao von Körper und Seele*. Alles, was Sie zu sich nehmen, wirkt sich auf Ihr Aussehen aus. Einige Nahrungsmittel verbessern den Zustand der Haut erheblich, andere wirken, im Übermaß genossen, hautschädigend. Schlechte Verdauung, unregelmäßiger Schlaf und unausgeglichene Gefühle – ganz zu schweigen von Umweltproblemen wie der Luftverschmutzung – fordern ihren Tribut. Vermutlich fragen Sie, wie Sie sich trotz aller Bedrohungen den Wunsch nach einem jugendlichen Aussehen erfüllen können. Wichtig ist, die Maxime zu akzeptieren, dass alles im Leben in Harmonie sein muss.

Um die Haut zu bekommen, von der Sie träumen, sollten Sie sich eingehend mit dem Ergebnis Ihres Beauty-Wellness-Tests befassen und verstehen lernen, wie die sich ständig verändernde Körperchemie immer wieder ausbalanciert werden kann. Cremes, Masken und Make-up sind natürlich hilfreich. Dennoch beginnt alles mit der richtigen Ernährung.

EIN ANDERER WEG

Kundinnen, die zum ersten Mal meinen Beauty-Salon aufsuchen, sind erstaunt, wenn ich mit ihnen länger über ihre Essgewohnheiten spreche als über Hautpflege und Kosmetika. Aber falsche Essgewohnheiten und deren Folgen lassen sich nicht einfach wegschminken. Ich weiß, dass diese Vorstellung sich radikal von dem unterscheidet, was im Westen gelehrt wird. Aber sie funktioniert, glauben Sie mir.

Sandra ist das perfekte Beispiel. Sie ist groß und schlank, und man könnte sie schön nennen, wäre da nicht jene heftig blühende Akne, die keine noch so gute Grundierung verdecken kann. Sandra betrat meinen Salon vor einiger Zeit, innerlich auf Abwehr eingestellt. Ich konnte gerade noch «Hallo» sagen, bevor sie mich anfuhr: «Geben Sie mir was für die Haut. Egal was, es wird ja doch nichts ändern.»

Nachdem ich ihr einige Fragen gestellt hatte, konnte ich ihre Verbitterung besser verstehen. Seit dem Teenageralter mit Akne geplagt, war sie jahraus, jahrein von einem Salon zum anderen, von einem Hautarzt zum nächsten gepilgert. Nichts half, ganz gleich, wie viel Geld sie ausgab. Als erfolgreiche Rechtsanwältin betrachtete sie die Akne als geradezu berufsschädigend. Ich verstand, wie sie sich fühlte, und begann umgehend, ihr Problem zu analysieren, das gewiss tiefer saß als die Akne: ihr Chi, primär heiß, war ernsthaft aus dem Gleichgewicht geraten. Als Erstes fragte ich sie, womit sie sich das Gesicht reinige. Wie erwartet, benutzte sie einen für ihren Hauttyp viel zu fetthaltigen Cleanser; folglich wurde ihre Haut niemals richtig sauber. Die abgestorbenen Hautzellen konnten sich nicht von der Haut lösen und verstopften die Poren. Weitere Entzündungen und Reizungen blieben nicht aus.

Sandra sagte, sie habe trockene Haut, und tatsächlich war die Hautoberfläche fleckig und schuppig. Ich erklärte ihr, bei dem, was sie für trockene Haut hielt, handele es sich in Wahrheit um eine Schicht abgestorbener Zellen, die an der übermäßig fettigen Haut klebte. Um die Talgproduktion zu verhindern, hatte Sandra adstringierende Mittel benutzt und so erst recht die Fettproduktion angeregt, also genau das Gegenteil dessen erreicht, was sie wollte. Ich schlug ihr eine Reihe Hauptpflegeprodukte vor, die ihre Haut wieder ins Gleichgewicht bringen würden, darunter einen sanften Ginseng-Minze-Cleanser zum Reinigen, einen Kamillen-Minze-Toner zum Klären der Haut und eine Honig-Zitronen-Feuchtigkeitscreme. Außerdem empfahl ich Sandra eine Chrysanthemen-Kamillen-Maske zur Tiefenreinigung ihrer fettigen und nicht, wie sie fälschlich angenommen hatte, trockenen Haut. Dadurch würden die Hitze aus den Aknepickeln vertrieben, die natürliche Abschuppung der Haut gefördert und die Gesichtsfarbe verbessert werden.

Das neue Hauptpflegeprogramm, das sie mit einer entsprechenden Ernährung kombinierte, führte fast augenblicklich zum Erfolg: Sandras Haut war innerhalb weniger Wochen rein und makellos. Und ist es noch immer. Wichtiger ist jedoch, dass Sandras Yin- und Yang-Energien wieder ausgewogen sind und sie heute entspannt und glücklich ist!

WIE ERNÄHRUNG DEN ZUSTAND IHRER HAUT VERBESSERT

Während die meisten Schönheitsbücher sich nur mit der Hautoberfläche befassen, greift *Das Tao von Körper und Seele* tiefer. Es geht von einer Chi-Energie des Körpers aus, die ungehindert fließen muss, um jedes einzelne Körperorgan gesund zu erhalten. Das für die Schönheit wichtigste Organ ist die Haut. Entsprechend wichtig ist es, auf eine richtige Ernährung und die damit verbundenen Körperfunktionen wie die Verdauung und die Ausscheidung von Giften und Schweiß zu achten.

Die nachfolgend aufgeführten Lebensmittel beeinflussen jene Körperorgane, die den Zustand der Haut bestimmen, besonders Lunge und Dickdarm, die mit ihr in enger Verbindung stehen. Doch vergessen Sie dabei nicht: Während einige Nahrungsmittel bei der Behandlung einer bestimmten Hautschädigung hilfreich sein können, bewirken sie bei anderen Hautproblemen unter Umständen das Gegenteil. So ist zum Beispiel die Ananas, die trockene, raue Haut mit Feuchtigkeit versorgt, für jemanden, der unter Akne leidet, viel zu säurehaltig.

HAUTVERBESSERNDE NAHRUNGSMITTEL

- **Obst und Nüsse**: chinesische Birnen, Bananen, Brombeeren, Kirschen, Holzäpfel, Zitronen, Melonen, Papayas, Pflaumen, rote und schwarze chinesische Datteln.
- **Gemüse**: Adzuki-Bohnen, Avocados, Bohnensprossen, Brokkoli und andere dunkelgrüne Gemüse, Karotten, Stangensellerie, Kichererbsen, Chicorée, Gurken, Löwenzahnblüten, Knoblauch, Ingwer, grüne Bohnen, Breitlauch, Linsen, schwarze Bohnen, Mungbohnen, Zwiebeln, Kürbisse, Rettich, Algen (besonders Arame, Hijiki und Kelp), Spinat, Süßkartoffeln, Wasserkastanien, Brunnenkresse, Wintermelonen.
- **Körner und Samen**: schwarzer Sesamsamen, brauner Reis, Hirse, Sonnenblumenkörner, Vollkornbrot.
- **Eiweiß**: Huhn, Venusmuscheln, Fisch (besonders fettarmer, weißfleischiger Fisch wie Kabeljau, Schellfisch und Scholle).
- **Sonstiges:** Zimtstange, kanadische Gelbwurzel, Honig, Geißblatt, Süßholzwurzel, Minze, Nessel, Pfefferminze, Rotklee, Distelöl, Haifischflosse, Wolkenohrenpilz.

Meiden Sie:
Alkohol- und kohlensäurehaltige Getränke; koffeinhaltige, raffinierte Nahrungsmittel und solche in Dosen (einschließlich Thunfisch); Käse und andere Milchprodukte; Eier; fette Lebensmittel; Erdnussbutter; rotes Fleisch; zuckerhaltige Nahrungsmittel und Getränke; weißes, raffiniertes Mehl, Nudeln aus weißem raffiniertem Mehl.

DAS TAO DER HAUT

Die folgende Tabelle stellt gemäß Ihrem Hauttyp ein entsprechendes Schönheitsprogramm zusammen. Die jeweiligen Rezepturen können Sie ohne großen Aufwand selbst anrühren oder herstellen. Cleanser und Peelings, Toner, Feuchtigkeitscremes und Masken sollten je nach Bedarf angewandt werden, täglich oder wöchentlich. Sie werden nach einer Weile ein Gespür für die Bedürfnisse Ihrer Haut bekommen. Garantiert!

	CLEANSER UND PEELINGS täglich anwenden	TONER UND ERFRISCHUNGS-LOTIONEN täglich anwenden	FEUCHTIGKEITS-CREMES bei Bedarf anwenden	SPEZIALMASKEN bei Bedarf anwenden
Normale Haut	**Walnuss-Joghurt-Peeling Seite 82f.**	**Chrysanthemen-Minze-Toner Seite 83f.**	**Ginseng-Mayonnaise-Feuchtigkeitscreme Seite 84**	**Honig-Aprikosen-Maske Seite 84f.**
Fettige Haut	**Gerste-Erdbeer-joghurt-Peeling Seite 87f.**	**Kamillen-Minze-Toner Seite 88**	**Honig-Zitronen-Feuchtigkeitscreme Seite 88**	**Chrysanthemen-Kamillen-Maske Seite 89f.**
Trockene Haut	**Haferbrei-Honig-Peeling Seite 91f.**	**Slippery-Elm-Erfrischungslotion Seite 92**	**Ginseng-Mandel-Luxuslotion Seite 93**	**Morgenstern-Entgiftungsmaske Seite 94**
Mischhaut	**Honig-Minze-Gerste-Peeling Seite 95f.**	**Petersilien-Toner Seite 96**	**Feuchtigkeitscreme aus reinem Honig Seite 96f.**	**Lorbeerblatt-Kaolin-Maske Seite 97**
Empfindliche oder allergische Haut	**Eiweiß-Honig-Cleanser Seite 98**	**Beinwell-Himbeer-blätter-Erfrischungslotion Seite 98f.**	**Honig-Avocado-Ganzkörper-Feuchtigkeitscreme Seite 99f.**	**Kaolin-Milch-Maske Seite 100**
Sonnen-geschädigte Haut	**Haferbrei-Essig-Lotion Seite 102f.**	**Salatwasser-Erfrischungslotion Seite 103**	**Aloe-vera-grüner-Tee Feuchtigkeitscreme Seite 103**	**Honig-Aloe-vera-Maske Seite 104**

WENN SIE NORMALE HAUT HABEN

Normale Haut deutet auf ein Energiegleichgewicht hin. Sie ist nicht zu trocken und nicht zu fettig, auch nicht zu empfindlich oder zu rau. Doch sollten Sie nicht vergessen, dass die Haut zwar heute noch im Gleichgewicht, aber schon morgen pickelig oder trocken sein kann. Vielleicht ist Ihnen schon selbst aufgefallen, dass bei jeder Menstruation Pusteln auftauchen oder dass die Haut durch Aufregung oder beruflichen Stress trocken wird. Ihre Aufgabe ist es, das Gleichgewicht des Körper-Chi zu bewahren und so Hautprobleme abzuwenden.

Betsy, um die vierzig Jahre alt und Krankenschwester, hat mir erzählt, dass sie ihre schöne, gleichmäßige Haut mit einer ausbalancierten Diät erhält. Zusätzlich reinigt sie ihr Gesicht einmal wöchentlich mit der Honig-Aprikosen-Maske (s. S. 84). Betsy raucht nicht und hält sich so wenig wie möglich in verqualmten Räumen auf. Niemals setzt sie ihr Gesicht langen Sonnenbädern aus; selbst wenn Wolken am Himmel sind, benutzt sie eine Creme mit einem Sonnenschutzfilter.

Die Umweltverschmutzung ist jedoch nicht der einzige Feind einer normalen Haut. Ein gestörter Gefühlshaushalt tut das Seinige dazu. Chinesische Heilkundige haben erkannt, wie entscheidend das uns innewohnende, ererbte Energiesystem für das Wohlergehen ist. So beeinflusst unser genetisches Programm, wie wir mit Kummer und Schmerz umgehen. Auch der eigene Lebensstil, der Beruf und das Ausmaß an sportlicher Betätigung wirken sich auf Gesundheit und Schönheit aus.

Ich bin davon überzeugt, dass klare und reine Haut vorrangig das Ergebnis einer gezielten Ernährung ist, von außen wie von innen. Die folgenden Rezepte sollen die normale Haut im Gleichgewicht halten. Sie können sie aber auch ohne Probleme ausprobieren, wenn sie einen anderen Hauttyp haben.

Walnuss-Joghurt-Peeling (Yin/Yang)

Chinesinnen betrachten eine Reisspeise mit gehackten Walnüssen zum Frühstück traditionell als «Beauty-Kost». Walnüsse sind reich an essenziellen Ölen, ähnlich den natürlichen Körperölen; sie geben der Haut Geschmeidigkeit, ohne die Poren zu verstopfen. Äußerlich angewandt, haben Walnüsse den gleichen Effekt, nur fallen dann die Kalorien weg. Joghurt immunisiert den Säureschutzmantel der Haut; freie Radikale, die für das Altern der Haut verantwortlich sind, können dann nicht mehr eindringen.

Für eine Anwendung nehmen Sie:
1/4 Tasse Walnüsse, fein gehackt
1/4 Tasse Joghurt

Die Walnüsse mit dem Joghurt im Mixer verrühren. Gesicht anfeuchten. Dann die Mischung sanft in die Haut einreiben. Die empfindlichen Augenpartien frei lassen. Gesicht mit lauwarmem Wasser abwaschen und mit einem weichen Handtuch trocken tupfen. Das gereinigte Gesicht ist jetzt von abgestorbenen, verhornten Hautzellen befreit.

Chrysanthemen-Minze-Toner (Yin/Yang)

Chrysantheme und Minze unterstützen, innerlich angewandt, den Körper beim Kampf gegen Hitze. Äußerlich aufgetragen, kühlen sie die heiße Energie in der Haut und bewahren ihr Gleichgewicht. Die weiteren Bestandteile dieser Lotion sorgen für die Entfernung abgestorbener Hautzellen und für eine gesunde Gesichtsfarbe. Sie können den Chrysanthemen-Minze-Toner mit ein wenig Honig auch als Tee trinken.

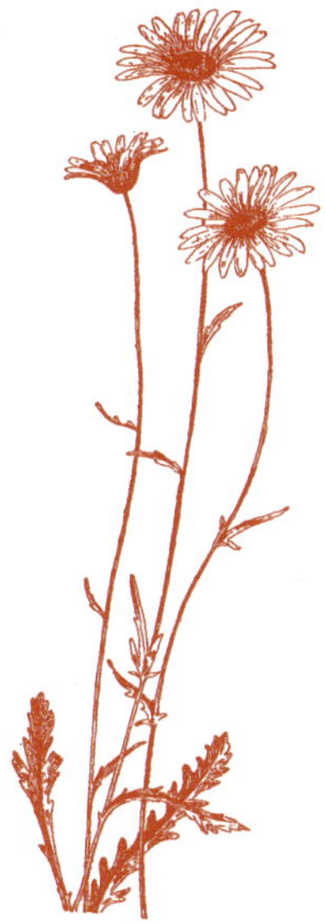

Chrysantheme (Chrisantemum leucanthemum)

Für 7 bis 10 Anwendungen nehmen Sie:
1 Esslöffel Chrysanthemenblütenblätter, getrocknet
1 Esslöffel Kamillenblüten, getrocknet (siehe Anmerkung)
1 Esslöffel Minze, getrocknet
1 Esslöffel Buchweizen
1 Esslöffel Zitronensaft

Bringen Sie zwei Tassen Wasser in einem mittelgroßen Glas- oder Emaillebehälter zum Kochen. Hitze reduzieren, Kräuter und Buchweizen hinzugeben. Dreißig Minuten lang köcheln lassen. Abkühlen. Mischung durch ein Sieb gießen. Zitronensaft in die Flüssigkeit geben. Umrühren.

Anwendung: Ein bis zwei Esslöffel der Mischung in eine kleine Glasschüssel geben; ein- bis zweimal täglich mit einem Wattebausch auf das Gesicht auftragen.

In einer gut verschließbaren Flasche im Kühlschrank aufbewahren. Hält etwa eine Woche. (Den Wattebausch niemals direkt an den Flaschenhals halten, es könnten sich Krankheitserreger übertragen. Die Flasche auch nur zum Gebrauch öffnen, da sonst die unterschiedlichsten Keime eindringen.)

ANMERKUNG: Getrocknete Chrysanthemenblütenblätter und Kamillenblüten erhalten Sie in Naturkostläden.

Ginseng-Mayonnaise-Feuchtigkeitscreme (Yin/Yang)

Dieses feuchtigkeitsspendende Gemisch verbindet auf ungewöhnliche Weise Ost und West. Während Ginseng den Säureschutzmantel der Haut erhält, wirken die Eier und das Öl in der Mayonnaise wasser- und feuchtigkeitsbindend – der Haut gefällt das sehr gut.

Für eine Behandlung nehmen Sie:
2 Esslöffel Ginsengpulver (siehe Anmerkung)
4 Esslöffel Mayonnaise

Ginsengpulver und Mayonnaise in einer kleinen Schüssel oder Tasse mischen. Auf das frisch gewaschene Gesicht auftragen. Fünf Minuten einwirken lassen, dann abwaschen. Gesicht mit einem weichen Handtuch abtrocknen.

ANMERKUNG: Ginsengpulver gibt es in Asia- und Naturkostläden.

Honig-Aprikosen-Maske (Yin/Yang)

Masken sind einfach wunderbar und unverzichtbar für eine schöne Haut. Die Honig-Aprikosen-Maske wirkt bei normaler Haut feuchtigkeitsspendend und zugleich glättend. Sie können sie auch am ganzen Körper auftragen, um von Kopf bis Fuß eine zarte Haut zu bekommen.

Für eine Gesichts- oder Körperbehandlung nehmen Sie:
1/2 Tasse Honig
2 Aprikosen, geschält und fein gehackt

Honig in eine Glasschüssel geben, Aprikosen hinzufügen. Beides mit einem Holzlöffel mischen. Maske auf Gesicht und Hals auftragen. Sanft mit den Fingerspitzen einmassieren. Zehn Minuten lang einwirken lassen. Mit lauwarmem Wasser abwaschen und mit einem weichen Handtuch abtrocknen.

Bei der Körperbehandlung tragen Sie die Maske auf, während Sie in der leeren Badewanne sitzen. Danach abduschen. Wenn die gemischte Menge nicht ausreicht, können Sie sie verdoppeln. Sie werden jedoch überrascht sein, wie flüssig der mit den Aprikosen vermischte und durch den Körper erwärmte Honig wird.

Lachs-Spargel, kurz angebraten (Yin/Yang)
Neutrale Lebensmittel wie Lachs und Spargel bilden die Grundlage für dieses ausgewogene Gericht. Der Spargel befeuchtet das Lungengewebe ebenso wie die Mandeln. In der Folge verbessert sich die Hautqualität; Sie sehen frischer und jugendlicher aus.

Für zwei bis vier Hauptgerichte:
1 Pfund Lachssteak, möglichst 2,5 cm dick, in 1 cm breite Streifen geschnitten (siehe Anmerkung)
4–6 Knoblauchzehen, grob gehackt
6–8 Lauchzwiebeln, in 2,5 cm große Stücke geschnitten
4 cm Ingwer, geschält und in 6–8 Teile geschnitten
1–2 getrocknete Chilischoten; können vor dem Servieren entfernt werden
3–4 Teelöffel Olivenöl
1 Pfund dünne Spargelstangen; falls frisch, schälen und die Enden abschneiden, dann in 2,5 cm große Stücke schneiden
1/2 Tasse Mandelsplitter, geröstet

Würzmischung:
1/4 Tasse Sojasoße
1/2 Tasse Weißwein, Reiswein oder Sherry
1 Teelöffel Zucker

Zutaten der Gewürzmischung in eine große Glasschüssel geben und verrühren. Die Lachsstreifen vorsichtig darin wenden. Dann die Schüssel mit Plastikfolie bedecken und den Fisch 15 Minuten darin ziehen lassen.

Knoblauch, Lauchzwiebeln und Pfeffer in zwei gleich große Portionen aufteilen. Lachsstreifen aus der Schüssel nehmen und abtropfen lassen. Die eine Hälfte der Marinade aufbewahren, die andere weggießen. Öl bei mittlerer Hitze in einem Wok oder einer Bratpfanne erhitzen. Jeweils von Knoblauch, Lauchzwiebeln, Ingwer und Chilischoten die Hälfte der angegebenen Menge hinzufügen und unter Rühren anbraten, um die Geschmacksstoffe freizusetzen. Den Lachs hinzugeben und zwei bis drei Minuten lang unter Rühren bei hoher Temperatur anbraten (in der Mitte muss er noch roh sein). Die andere Hälfte der Zutaten und der Spargel kommen nun hinzu, das Ganze wiederum kurz anbraten. Die restliche Marinade dazugeben, bei schwacher Hitze zwei bis drei Minuten köcheln lassen, bis Fisch und Spargel gar sind. Mit Mandelsplittern garnieren. Als Beilage eignet sich besonders gut Reis.

Anmerkung: Sie können auch Thunfisch (oder einen anderen mageren Fisch), Hühnerbrust oder, falls Sie Vegetarierin sind, festen Tofu verwenden.

WENN SIE FETTIGE HAUT HABEN

Frauen mit fettiger Haut gehören gewöhnlich dem wärmeren Yang-Typ an und neigen allgemein zu erhöhter Fettproduktion. Frauen dieses Hauttyps sind zwar froh darüber, dass ihre Haut von feinen Runzeln und Falten lange verschont bleibt, leiden aber unter Hautproblemen wie Akne, Mitessern, Hautgrieß und vergrößerten Poren. Ziel der chinesischen Medizin ist es, durch richtige Ernährung und äußerliche Kräuteranwendungen Haut und innere Organe abzukühlen und die Fettproduktion zu regulieren.

Kundinnen mit fettiger Haut in meinem Beauty-Salon empfehle ich den regelmäßigen Genuss folgender Früchte: Äpfel, Bananen, Datteln, Birnen, Pflaumen und Erdbeeren. Frisch gepresster Apfelsaft, nach Belieben mit einer Zitronenscheibe verfeinert, ist ebenso zu empfehlen wie der Saft von Birnen, Sternfrüchten, Erdbeeren und Wassermelonen. Ausgezeichnet wirken auch folgende Gemüse: Karotten, Gurken, chinesischer Rettich, Salat, Erbsen, Spinat und Wasserkastanien. Fettige Haut wird unter anderem durch folgende Kräuter und Naturheilmittel wieder ins Gleichgewicht gebracht: Kamille, Chrysantheme, Löwenzahnblüten, Knoblauch, Geißblatt und Pfefferminze.

Trinken Sie viel Wasser, um den Körper mit der nötigen Flüssigkeit zu versorgen. Tee, Säfte und Suppen sind zwar hilfreich, aber nicht vergleichbar in der Wirkung. Meiden Sie Zitrusfrüchte, Basilikum, Nelken, chinesische Petersilie (Koriandergrün), Kümmelkörner, Mangos und scharfen Pfeffer; aber auch Gebratenes, Fettes, Süßes und Lebensmittel mit Pilzen und Hefe.

Widerstehen Sie der Versuchung, der fettigen Haut mit alkoholhaltigen Reinigungs- oder Klärungsprodukten zu Leibe zu rücken. Sie entfernen zwar überschüssiges Fett, verwirren aber die Talgdrüsen. Ihnen wird signalisiert, unzureichend gearbeitet zu haben, da durch den Alkohol zu viel Fett entfernt wird. Also legen die Fettdrüsen Überstunden ein, um sicherzustellen, dass die Haut – besonders die Gesichtshaut – auch genügend Fett hat, um geschmeidig zu bleiben. So beginnt ein Teufelskreis, der oft zu recht schmerzhaften Reizungen und Entzündungen führen kann. Damit es nicht so weit kommt, sollten Sie nur beruhigende und kühlende Reinigungsprodukte verwenden.

REZEPTE FÜR FETTIGE HAUT

Gerste-Erdbeerjoghurt-Peeling (Yin)

Gerste befreit die Haut sanft von verhornten und abgestorbenen Zellen, ohne die Haut aufzurauen, wie es bei käuflichen Peelings häufig der Fall ist. Joghurt bewahrt den natürlichen pH-Wert der Haut und verhindert auf diese Weise die übermäßige Fettproduktion. Erdbeeren strotzen vor Vitamin C, das, äußerlich aufgetragen, dem vorzeitigen Altern der Haut entgegenwirkt.

Für eine Behandlung nehmen Sie:
1/4 Tasse Gerstenflocken
1/2 Tasse Erdbeerjoghurt

Verrühren Sie ungekochte Gerstenflocken und Erdbeerjoghurt in einem Mixer. Anschließend das Gemisch sanft in die Haut einmassieren. Die empfindlichen Augenpartien auslassen. Zwei Minuten lang einwirken lassen. Mit lauwarmem Wasser abwaschen. Gesicht mit einem weichen Handtuch abtrocknen.

Kamillen-Minze-Toner (Yin)

Dieses natürliche, alkoholfreie Gesichtswasser können Sie ohne Risiko mehrmals täglich auf empfindliche Problemzonen auftragen, da Kamille und Minzeblätter selbst die sensibelste Haut besänftigen. Der leichte, angenehm duftende Kamillen-Minze-Toner kühlt die heiße Energie ausstrahlende Haut und verringert eine übermäßige Fettproduktion.

Für sieben bis zehn Anwendungen nehmen Sie:
1 Esslöffel Kamillenblüten, getrocknet
(oder einen Teebeutel)
1 Esslöffel Minze, getrocknet
(oder 1/4 Tasse frische Minze, gehackt)
1 Esslöffel Zitronensaft, frisch gepresst

Setzen Sie zwei Tassen Wasser in einem mittelgroßen Glas- oder Emaillebehälter auf. Wenn das Wasser sprudelnd kocht, Kamille und Minze hinzugeben. Auf mittlere Hitze reduzieren und dreißig Minuten lang köcheln lassen (oder bis nur noch eine halbe Tasse Flüssigkeit übrig ist). Abkühlen lassen. Durch ein Sieb geben. Zitrone zufügen. Verrühren. In eine gut verschließbare Flasche geben. Dieser Toner hält sich im Kühlschrank ungefähr eine Woche.

Anwendung: Zum Gebrauch ein bis zwei Esslöffel in eine Glasschale geben und ein- oder zweimal täglich mit einem Wattebausch auf das Gesicht auftragen (nicht direkt aus der Flasche verwenden, um Verunreinigungen zu vermeiden).

Honig-Zitronen-Feuchtigkeitscreme (Yin)

Honig wird bereits seit Jahrhunderten als Feuchtigkeitsspender verwendet. Er wirkt wasser- und feuchtigkeitsbindend, heilt Schürfwunden, glättet raue Haut und lindert Rötungen – ohne zusätzlich Fett zu produzieren.

Zitronen sind ein natürliches Adstringens; sie ergänzen die Wirkung des Honigs und erneuern den meist durch Seife zerstörten Säureschutzmantel der Haut. Auf die feuchte Haut aufgetragen, verflüssigt sich diese Feuchtigkeitscreme augenblicklich und verliert ihre Klebrigkeit.

Für eine Behandlung nehmen Sie:
1 Esslöffel Honig, unbehandelt
1 Esslöffel Zitronensaft, frisch gepresst

Mischen Sie Honig und Zitronensaft in einer Glasschüssel. Gesicht anfeuchten. Mischung sanft in die Haut einmassieren. Lassen Sie die Maske drei Minuten lang einwirken. Gesicht mit lauwarmem Wasser gut abwaschen und mit einem weichen Handtuch trocken tupfen.

Chrysanthemen-Kamillen-Maske (Yin)
Diese zart duftende Maske reinigt gründlich. Sie verleiht der Haut Spannkraft und eine gesunde Farbe und ist besonders für fettige Haut geeignet.

Für eine Anwendung nehmen Sie:
2 Esslöffel Chrysanthemenblütenblätter, getrocknet
2 Esslöffel Kamillenblüten, getrocknet
2 Esslöffel Löwenzahnblüten, getrocknet
2 Esslöffel Minze, getrocknet
2 Esslöffel Buchweizen
2 Esslöffel Kaolin (Porzellanerde) (siehe Anmerkung)

Zerkleinern Sie Kräuter und Buchweizen im Mörser oder in einer entsprechenden Mühle. Kaolin dazugeben. Nach und nach vier bis fünf Esslöffel heißes Wasser hinzufügen und das Ganze zu einem Brei verrühren.

Als Gesichtsmaske einmal wöchentlich anwenden, die empfindlichen Augenpartien meiden. Dreißig Minuten lang eintrocknen lassen. Gesicht mit lauwarmem Wasser abwaschen und mit einem weichen Handtuch abtrocknen.

Anmerkung: Kaolin gibt es in Naturkostläden und in den meisten großen Drogerien oder Parfümerien. Es ist ein weiches weißes Tongestein, das zur Herstellung von Porzellan und Steingut verwendet wird. Fundort ist der Berg Gao Ling in China, daher der Name «Kaolin».

Kalte Gurkensuppe (Yin)

Diese kühlende Suppe ist genau das Richtige für heiße Tage und all jenen zu empfehlen, die unter fettiger Haut und häufigen Hautirritationen leiden. Sie können diese Suppe mit geschälten, in grobe Würfel geschnittenen Tomaten geschmacklich etwas aufpeppen.

Für vier Vorspeisen oder zwei Hauptgerichte:
2 mittelgroße Gurken
2 Knoblauchzehen, geschält und gehackt
1 kleine grüne Paprikaschote, entkernt und in grobe Stücke geschnitten
1 kleine Zwiebel, geschält und geviertelt
1 Teelöffel frisch gepressten Zitronensaft
ein paar kleine Eiswürfel
Salz und Pfeffer nach Belieben

Gurken schälen und der Länge nach halbieren, Kerne mit einem Löffel entfernen. Gurkenhälften in etwa 2,5 cm große Stücke schneiden. Dann von Gurke, Knoblauch, Paprika und Zwiebel jeweils die Hälfte der Menge nehmen und mit den Eiswürfeln in einen Mixer geben (das Eis kühlt, gibt aber auch mehr Flüssigkeit). Das Ganze verrühren, bis keine Klümpchen mehr zu sehen sind. Dann die restlichen Zutaten hinzufügen und erneut verrühren. Mit Zitronensaft, Salz und Pfeffer würzen. Sofort in gekühlten Suppentellern oder -schalen servieren.

WENN SIE TROCKENE HAUT HABEN

Trockene Haut sondert von allen Hauttypen am wenigsten Fett ab und neigt zu feinen Fältchen. Obwohl die Veranlagung zu trockener Haut meist angeboren ist, lassen sich durch richtige Ernährung fast sofort Verbesserungen erzielen.

Rachel ist dafür ein gutes Beispiel. Sie ist 35 Jahre alt, nicht sehr groß und zierlich. Sie hielt sich schon eine ganze Weile in meinem Beauty-Salon auf, bevor ich sie überhaupt wahrnahm. Schüchtern, wie sie war, brauchte Rachel eine Weile, bevor sie meine Fragen beantworten konnte. Ihre jüngere Schwester sollte am Wochenende heiraten und sie selber, noch unverheiratet, sah nun plötzlich jedes Fältchen in ihrem Gesicht, und es schien ihr, als würden es täglich mehr. Rachel sehnte sich nach einem Instant-Wunder, um ihre schwindende Jugend zu retten. Ich sagte ihr, dieses Wunder müsse sie schon selbst vollbringen. Am schwierigsten war es, sie dazu zu überreden, Avocados und gute Öle in ihren Speiseplan aufzunehmen. Ich gab ihr eine Liste mit, auf der jene Nahrungsmittel aufgeführt waren, die sie essen oder tunlichst vermeiden sollte. Außerdem gab ich ihr spezielle Cremes mit. Sie zweifelte ein wenig an meinen Vorschlägen, sah aber keine Alternative. Am Ende der Woche rief sie mich an. Zum ersten Mal konnte sie ihr Gesicht ohne Schmerzen waschen – denn selbst die sanftesten Reiniger waren für ihre trockene Haut bislang eine Tortur gewesen. Zur Hochzeit konnte Rachel nun mit gestärktem Selbstvertrauen gehen.

Empfehlenswerte Nahrungsmittel bei trockener Haut sind: Adzuki-Bohnen, Papayas, Ginseng, Dang quai, Honig, schwarzer Sesamsamen, Sonnenblumenkerne, schwarze und gelbe Sojabohnen und Ingwer. Ausgezeichnet wirken auch gallertartige Lebensmittel, denn sie sorgen für eine geschmeidige Haut. Gelée royale, Haifischflossen, Gelatine und Knochenmark gelten als natürliche Elastizitätsförderer.

Äpfel, Pampelmusen, Erdbeeren, Birnen, Tomaten, Hopfen (ein Hauptbestandteil von Bier), Rettich, Essig und hochprozentige Spirituosen sollten Sie dagegen meiden. Diese Nahrungsmittel entziehen der Haut noch mehr Feuchtigkeit.

Haferbrei-Honig-Peeling (Yin)

Haferbrei wird seit langem nicht nur zur Hautberuhigung und -ernährung benutzt, sondern er hilft auch, abgestorbene Hautzellen auf schonende Art zu entfernen. Sie können den Haferbrei speziell für dieses Peeling zubereiten oder so wie ich ein wenig vom Frühstückshaferbrei zurückbehalten und als Peeling benutzen. Honig beruhigt, heilt und versorgt die Haut mit der nötigen Feuchtigkeit.

Für eine Anwendung nehmen Sie:
2 Esslöffel unbehandelten Honig
2 Esslöffel Haferbrei

Mischen Sie den Honig mit dem abgekühlten Haferbrei. Gesicht anfeuchten, Mischung auf Gesicht und Hals auftragen und sanft einmassieren. Die empfindlichen Augenpartien auslassen. Gesicht mit lauwarmem Wasser abwaschen und mit einem weichen Handtuch abtrocknen.

Slippery-Elm-Erfrischungslotion (Yin)

Aus der Rinde der nordamerikanischen Ulme lässt sich ein ausgezeichneter Tee zubereiten. Trinken Sie ihn, wenn Sie viel reden müssen oder Halsschmerzen haben. Slippery Elm macht die Haut geschmeidig, ohne ihr zusätzlich Fett zu geben, und wirkt wahre Wunder beim Heilungsprozess von Hautabschürfungen. Statt die Rinde zu kaufen und sie in einem zeitaufwendigen Verfahren zuzubereiten, nehme ich Slippery-Elm-Tee aus dem Naturkostladen.

Für eine Anwendung nehmen Sie:
1 Teebeutel Slippery-Elm-Tee (siehe Anmerkung)

Geben Sie den Teebeutel in eine Tasse kochend heißes Wasser. Ziehen lassen, bis der Tee kalt ist. Über Gesicht und Körper verteilen. Er muss nicht abgewaschen werden. Slippery-Elm-Splash vor jeder Anwendung frisch zubereiten.

ANMERKUNG: Slippery-Elm-Tee erhalten Sie in gut sortierten Naturkostläden.

Ginseng-Mandel-Luxuslotion (Yin/Yang)
In früheren Zeiten wurde Ginseng höher geschätzt als Gold, da der Wurzel nachgesagt wurde, dass ihr das Geheimnis ewiger Jugend innewohne. Die legendären krankheitsvorbeugenden Wirkstoffe des Ginseng bilden zusammen mit den beruhigenden Substanzen der süßen Mandel eine Kombination, die die Haut nicht nur nährt, sondern auch schützt.

Für acht bis zehn Anwendungen nehmen Sie:
5–7,5 cm Ginsengwurzel
1/2 Tasse Mandelöl
1 Esslöffel Honig
1/8 Teelöffel Natron
3 Esslöffel Bienenwachs, gerieben
1 Esslöffel Lanolin (Wollfett), flüssig (siehe Anmerkung)
1/2 Teelöffel Mandelextrakt

Bringen Sie drei Tassen Wasser mit dem Stück Ginseng in einem Glasbehälter zum Kochen. Zudecken. Hitze reduzieren und auf kleiner Flamme zwei Stunden lang köcheln lassen (oder bis die Ginsengwurzel weich und die Flüssigkeit bis auf eine Tasse verkocht ist).

Wurzel herausnehmen, dann die Flüssigkeit beiseite stellen. Die gekochte Ginsengwurzel fein hacken und in das Ginsengwasser geben. Mandelöl hinzufügen. Etwa eine Stunde köcheln lassen (oder bis die Flüssigkeit auf eine halbe Tasse verkocht ist). Abkühlen lassen. Das Ganze durch ein Sieb in ein Glasgefäß gießen. Fügen Sie Honig, Natron, Bienenwachs und Lanolin hinzu. Gießen Sie das Ganze wieder in den Glastopf und erhitzen Sie es behutsam, bis das Wachs geschmolzen ist. Dann den Mandelextrakt hinzugeben. Die Mixtur in ein sauberes, trockenes Glasgefäß geben. Abkühlen lassen. Umrühren, dann verschließen. Hält sich im Kühlschrank zehn bis vierzehn Tage.

Anwendung: Eine kleine Menge der Luxuslotion sanft einmassieren. Überschuss mit Wattebausch entfernen. Jeweils morgens und abends anwenden, versorgt die Haut mit Feuchtigkeit.

Anmerkung: Flüssiges Lanolin gibt es in Naturkostläden und größeren Drogerien.

Morgenstern-Entgiftungsmaske (Yin)

Beginnen Sie den Tag mit dieser erfrischenden Maske. Ich habe sie immer dann aufgelegt, wenn mir als Model ein langer Tag vor der Kamera bevorstand. Das Gefühl von spannender und trockener Haut verschwindet sofort, Schüppchen werden entfernt, alles fühlt sich samtweich an und sieht strahlend aus. Die Maske reduziert die ersten Fältchen.

Für eine Behandlung nehmen Sie:
1 Sternfrucht, grob gehackt
1 Teelöffel Zitronensaft, frisch gepresst
3–4 Esslöffel Reismehl
3 Esslöffel Süßmandelöl

Geben Sie die grob gehackte Sternfrucht in eine Glasschüssel. Zitronensaft darüber gießen und mischen. Reismehl löffelweise unter Rühren hinzugeben. Süßmandelöl hinzufügen und rühren, bis das Ganze breiig ist.

Mischung mit den Fingerspitzen auftragen. Meiden Sie die empfindlichen Augenpartien. Maske zehn Minuten lang einziehen lassen, anschließend mit lauwarmem Wasser und einem weichen Tuch vorsichtig abreiben. Danach das Gesicht mit einem weichen Handtuch abtrocknen.

Kartoffelsuppe (Yin)

Diese Suppe ist eine Wohltat für alle, die unter besonders trockener und empfindlicher Haut leiden. Die ausgewogenen Zutaten bringen bei schmerzhaften Reizungen Linderung.

Für sechs Vorspeisen oder vier Hauptgerichte:
4 Kartoffeln
1 Zwiebel
3 Selleriestauden
2 Karotten
3 Knoblauchzehen, geschält und gehackt
Salz und Pfeffer nach Belieben

Kartoffeln und Gemüse schälen bzw. putzen und in kleine Stücke schneiden; anschließend mit dem Knoblauch in einen großen Emaillekochtopf geben und sechs bis acht Tassen Wasser hinzufügen. Zum Kochen bringen; Hitze reduzieren und 30 bis 60 Minuten köcheln lassen, bis die Flüssigkeit zur Hälfte verkocht ist. Mit Salz und Pfeffer abschmecken.

WENN SIE EINE MISCHHAUT HABEN

Nach dem chinesischen Konzept ist die Mischhaut – der Bereich von Stirn und Nase, also die so genannte T-Zone, ist eher fettig, während die restliche Haut trocken oder normal ist – ein Anzeichen für ein körperliches Ungleichgewicht. Die meisten Hautpflegemittel, mit denen die Fettproduktion eingeschränkt werden soll, sind für die trockenen oder normalen Partien zu aggressiv, während Produkte für trockene oder normale Haut im fettigen Bereich unwirksam bleiben. Aber es gibt auch eine gute Nachricht: Ist der Körper durch Entgiftung, richtige Ernährung und Regeneration erneut im Gleichgewicht, ändert sich der Zustand der Haut von allein. Vollwertkost, Naturheilmittel und Kräuter besitzen eine verblüffende Wirkung, die innerlich und äußerlich der Haut zugute kommt.

Entscheiden Sie sich für Nahrungsmittel, die Lunge und Dickdarm in Schwung bringen, also die der Haut verwandten Yin- und Yang-Organe, sowie auch Magen und Milz, die eine große Rolle bei der Verdauung und der Reinigung des Körpers spielen. Also: Mais, Spinat, Salat, Honig, Rindfleisch und Stangensellerie.

REZEPTE FÜR MISCHHAUT

Honig-Minze-Gerste-Peeling (Yin)

Dieses perfekt ausbalancierte Peeling macht Ihre Haut geschmeidig und beruhigt sie. Der Honig liefert die nötige Feuchtigkeit, ohne der Haut zusätzlich Fett zuzuführen. Die Pfefferminze wirkt leicht adstringierend und strafft das Gewebe, während die Gerste abgestorbene Zellen auf behutsame Weise entfernt.

Für eine Behandlung nehmen Sie:
1 Esslöffel Minze, getrocknet (oder 1 Teebeutel Pfefferminztee)
3 Esslöffel Honig
1 Teelöffel Gerstenflocken

Bringen Sie eine Tasse Wasser zum Kochen. Getrocknete Minze oder Teebeutel hinzufügen. Ziehen lassen, bis die Flüssigkeit abgekühlt ist. Durch ein Sieb geben (oder Teebeutel entfernen). Honig und Gerste in einer Schale mischen. Esslöffelweise Tee hinzugeben, bis sich ein lockerer Brei gebildet hat. Den restlichen Tee fortgießen.

Das Peeling auf die saubere Haut auftragen und mit den Fingerspitzen sanft einmassieren; die empfindlichen Augenpartien meiden. Gesicht mit lauwarmem Wasser abwaschen und mit einem weichen Handtuch abtrocknen.

Petersilien-Toner (Yin)

Petersilie enthält Unmengen des sanft adstringierend wirkenden Vitamins C, das für einen ausgewogenen pH-Wert der Haut sorgt. Dieser beruhigende Toner ist ideal für eine Mischhaut und wirkt besonders gut, wenn er vor dem Schlafengehen aufgetragen wird.

Für zwei Anwendungen nehmen Sie:
1 großes Bund Petersilie, grob gehackt

Bringen Sie eine halbe Tasse Wasser zum Kochen. Petersilie in eine Glasschüssel geben und mit dem kochenden Wasser übergießen. Ziehen lassen, bis die Flüssigkeit abgekühlt ist. Durch ein Sieb gießen. In eine gut verschließbare Flasche geben und im Kühlschrank lagern.

Den kalten Toner mit einem Wattebausch auf das Gesicht auftragen. Er muss nicht abgewaschen werden. Toner nach zwei Tagen fortgießen.

Feuchtigkeitscreme aus reinem Honig (Yin/Yang)

Honig ist ein elementares Haut-Nahrungsmittel. Das Propolis (Wabenbaustoff der Bienen) im Honig neutralisiert freie Radikale und ist reich an Vitamin C, B und E. Achten Sie beim Kauf darauf, dass es sich um unbehandelten Honig handelt. Sie bekommen ihn in Naturkostläden.

Der in Supermärkten angebotene pasteurisierte Honig besitzt die wesentlichen Nährstoffe nicht mehr, Sie sollten ihn nur in Notfällen verwenden. Honig fügt der Haut kein zusätzliches Fett zu, sondern bringt sie dazu, ihre übermäßige Fettproduktion zu verringern. Er besänftigt sowohl fettige als auch trockene Gesichtspartien.

Für eine Behandlung nehmen Sie:
2 Esslöffel Honig, unbehandelt

Geben Sie zwei Esslöffel unbehandelten Honig in eine Tasse und verrühren Sie ihn mit einem oder zwei Teelöffeln Wasser. Auf die feuchte Haut tupfen. Mit den Fingerspitzen sanft in die Gesichts- und Halshaut einmassieren. Drei Minuten lang einwirken lassen, dann mit lauwarmem Wasser abwaschen. Haut mit einem weichen Handtuch abtupfen.

Lorbeerblatt-Kaolin-Maske (Yin/Yang)
Lorbeerblätter werden bereits seit Jahrhunderten zur Hautnormalisierung verwandt. Sie besitzen sowohl stimulierende als auch beruhigende ätherische Öle und antibakterielle Wirkstoffe. Kaolin klärt die Haut, macht sie frisch und glatt.

Für eine Anwendung nehmen Sie:
3–4 Lorbeerblätter, getrocknet
3–4 Esslöffel Kaolin

Bringen Sie eine Tasse Wasser zum Kochen. Lorbeerblätter in eine Glasschüssel legen und mit dem kochenden Wasser übergießen. Abkühlen lassen. Kaolin (Tonerde) in eine Schale geben. Esslöffelweise das Lorbeerblattwasser hinzufügen, bis das Ganze einem Milchshake ähnelt. Mit den Fingerspitzen gleichmäßig auf Gesicht und/oder Körper auftragen. Etwa 20 Minuten lang eintrocknen lassen, dann mit lauwarmem Wasser abwaschen und mit einem weichen Handtuch abtrocknen.

WENN SIE EMPFINDLICHE ODER ALLERGISCHE HAUT HABEN

Empfindliche oder allergische Haut weist auf ein Ungleichgewicht im Dickdarm hin, der in Bezug auf das Wassergleichgewicht des Körpers und die Reinheit der Körperflüssigkeiten eine große Rolle spielt.

Der Dickdarm ist ein Yin-Organ und bildet das Gegengewicht zur Lunge. Seine Funktionsweise wirkt sich besonders auf den Hals- und Kopfbereich aus. Er hilft dem Körper, Gifte auszuscheiden, die sonst zu empfindlichen oder allergischen Reaktionen führen könnten.

Am einfachsten werden Sie diese Gifte durch Schwitzen los. Sie können Dampfbäder nehmen oder schweißtreibende Nahrungsmittel essen und das Essen mit Ingwer oder Pfeffer würzen. Die wahrscheinlich wirksamsten Substanzen für eine empfindliche Haut sind Honig, Geißblatt und Chrysanthemenblüten.

Luisa ist in einem großen Kaufhaus beschäftigt und hat sehr helle Haut. Oftmals tauchen über Nacht kleine Pickel im Gesicht, auf der Brust und an den Oberarmen auf. Eines Tages fragte sie mich, wie sie diese Hautirritationen verhindern und wie sie die im Schlaf aufgekratzten Stellen schnell zum Abheilen bringen könne, denn sie seien nicht nur unschön, sondern auch ziemlich schmerzhaft. Ich schlug Luisa vor, auf die entzündeten Bereiche den Eiweiß-Honig-Reiniger aufzutragen. Seine antibakterielle Wirkung hat ihr wunderbar geholfen.

Eiweiß-Honig-Cleanser (Yin/Yang)

Honig tut empfindlicher Haut besonders gut. Er beruhigt und säubert die Haut und versorgt sie mit Feuchtigkeit, ohne sie zu reizen. Eiweiß, von alters her als Schönheitsmittel bekannt, ist ein weiteres Beruhigungsmittel für sensible Haut.

Für eine Behandlung brauchen Sie:
2 Esslöffel Honig, unbehandelt
1 Esslöffel Eiweiß, geschlagen

Mischen Sie den Honig und das geschlagene Eiweiß in einer Schale. Mit den Fingerspitzen sanft in die Haut einmassieren. Drei Minuten lang wirken lassen, um dem Honig Zeit zu geben, die Haut von Verunreinigungen zu befreien. Gesicht mit lauwarmem Wasser abwaschen und mit einem weichen Handtuch abtrocknen.

Beinwell-Himbeerblätter-Erfrischungslotion (Yin)

Ein anderer Name für Beinwell ist Beinheil, ein Hinweis auf die heilenden, besonders bei Knochenbrüchen wirksamen Kräfte, die ihm der Volksmund zuspricht. Himbeerblätter sind ein sanftes Adstringens und liefern das für empfindliche und allergische Haut heilsame Vitamin C.

Für zwei Anwendungen brauchen Sie:
1 Esslöffel Beinwell, getrocknet (oder 1 Teebeutel)
1 Esslöffel Himbeerblättertee, lose (oder 1 Teebeutel)
(siehe Anmerkung)

Gießen Sie eine Tasse kochendes Wasser über die getrockneten Beinwell- und Himbeerblätter, die Sie in eine Glasschüssel gegeben haben. Ziehen lassen, bis der Tee abgekühlt ist. Durch ein Sieb seihen (oder Teebeutel entfernen). In eine gut verschließbare Flasche gießen und bis zur Anwendung in den Kühlschrank stellen.

Anwendung: Den Tee mit einem Wattebausch sanft auf das Gesicht tupfen; er muss nicht abgewaschen werden.

ANMERKUNG: Getrocknete Beinwell- und Himbeerblätter gibt es in Naturkost- und Teeläden.

Honig-Avocado-Ganzkörper-Feuchtigkeitscreme (Yin/Yang)

Avocados besitzen ein leicht absorbierbares Fett, das den natürlichen Körperfetten ähnelt, ohne die Poren zu verstopfen. Da jedes Schädlingsbekämpfungsmittel, das auf die Avocado gesprüht wurde und möglicherweise in sie eingedrungen ist, augenblicklich von der Haut absorbiert wird, sollten Sie darauf achten, nur Früchte aus biodynamischem Anbau zu kaufen. Verwenden Sie zudem ausschließlich unbehandelten Honig. Die Honig-Avocado-Feuchtigkeitscreme wirkt derart beruhigend, dass Sie nach einer Anwendung aussehen, als kämen Sie geradewegs aus dem Schönheitssalon.

Für eine Ganzkörperbehandlung brauchen Sie:
1 Avocado, reif, geschält, entkernt
1/2 Tasse Honig, unbehandelt

Verarbeiten Sie Avocado und Honig im Mixer zu einem dicken Brei. In Plastikschüssel oder -becher geben (kein Glas, für den Fall, dass Sie das Gefäß in der Badewanne oder Dusche fallen lassen). Vor dem Auftragen eine warme Dusche nehmen – die Haut sollte frei von Seifen und Körperlotionen sein. Avocado-Honig-Brei auf dem Körper verreiben. Fünf Minuten lang einwirken lassen und entspannen. Dann alles mit lauwarmem Wasser abwaschen. Körper mit einem weichen Handtuch abtrocknen.

Kaolin-Milch-Maske (Yin/Yang)

Diese Maske ist eine wöchentliches Wunder für empfindliche, allergische Haut. Kaolin befreit die Haut von Unreinheiten, Milch wirkt beruhigend. Die Kaolin-Milch-Maske ist derart sanft, dass sie bei besonders empfindlicher Haut auch öfter aufgelegt werden kann.

Für eine Anwendung brauchen Sie:
3 Esslöffel Kaolin
2–3 Esslöffel Milch oder Sahne

Geben Sie Kaolin (Tonerde) in eine Glasschale und fügen Sie löffelweise Milch oder Sahne hinzu, bis die Mixtur sämig ist. Auf die saubere Haut tupfen; die empfindlichen Augenpartien meiden. Fünfzehn bis zwanzig Minuten einwirken lassen. Gesicht mit kühlem (nicht kaltem) Wasser abwaschen und mit einem weichen Handtuch abtrocknen.

Essigtee (Yang)

Der Name dieses wohlschmeckenden Getränks mag sich für westliche Ohren ein wenig befremdlich anhören. Es beruhigt und kühlt gereizte Haut von innen. Dabei werden die Poren geöffnet und die Transpiration gefördert. Der Tee hilft besonders bei allergischen Hautreaktionen nach dem Genuss von Meeresfrüchten.

Für eine Portion nehmen Sie:
1 cm Ingwer, geschält und halbiert
1/4 Tasse Rotweinessig
1 Esslöffel braunen Zucker

Eine viertel Tasse Wasser mit den übrigen Zutaten in einen kleinen Glas- oder Emaillebehälter geben und zum Kochen bringen. Hitze reduzieren und das Ganze zehn Minuten köcheln lassen. Dann durch ein Sieb gießen. Tee trinken, solange er noch warm ist.

Grüne-Mungbohnen-Algen-Suppe (Yin)
Grüne Mungbohnen helfen, übermäßig heiße Energie zu reduzieren. Sie stabilisieren vor allem empfindliche Haut.

Für sechs Vorspeisen oder vier Hauptgerichte:
1 lange Alge: Kombu, Arame oder Kelp (siehe Anmerkung)
1/4 Pfund getrocknete Mungbohnen, gewaschen und an den Enden abgeschnitten
1 Teelöffel Zucker

Die Alge fünf Minuten in heißem Wasser einweichen, anschließend abwaschen und in Streifen schneiden. Vier Tassen Wasser in einem mittelgroßen Emailletopf zum Kochen bringen. Grüne Mungbohnen und Algenteile hinzufügen, Hitze reduzieren und eine halbe Stunde köcheln lassen oder so lange, bis die Bohnen weich sind. Zucker hinzugeben.

ANMERKUNG: Getrocknete Algen und grüne Mungbohnen erhalten Sie in Asia-Märkten.

SCHÜTZEN SIE IHRE HAUT VOR DER SONNE

Die einzige 100-prozentig wirksame Methode, die Haut vor der Sonne zu schützen, besteht darin, dass Sie zu Hause bleiben – ein Rat, der natürlich nicht durchführbar ist. Im alten China trugen die Frauen Sonnenschirme, um die Haut vor den «heftigen Elementen» zu schützen, denn helle Haut war äußerst begehrt. Heute wird sonnengebräunte Haut als schön und begehrenswert betrachtet, obwohl wir genau wissen, wie schädlich die UVA- und UVB-Strahlen für uns sind.

Warum wir uns und unsere Haut dennoch diesen Gefahren aussetzen, ist mir ein Rätsel. Immer wieder informieren uns die Medien über die Folgen des ungeschützten Aufenthalts in der gleißenden Sonne, trotzdem mehren sich die Fälle von Hautkrebs – besonders bei Frauen.

Auch lassen sich immer mehr Menschen bei einem plastischen Chirurgen die Haut chemisch «schälen» oder mit einem Messer straffen, um sich auf diesem Weg ihre Schönheit zu erhalten. Zumindest glauben sie das.

Da es für uns keine Möglichkeit gibt, ein Leben zu führen, ohne die Haut der Sonne auszusetzen, hier einige Vorschläge zu ihrem Schutz:

- Benutzen Sie stets ein Sonnenschutzmittel mit einem Schutzfaktor von mindestens fünfzehn. Wenn Sie stark schwitzen oder öfter ins Wasser gehen, mehrmals täglich einreiben oder aufsprühen.
- Tragen Sie stets einen Kopfschutz mit Schirm oder Krempe, um Haar, Kopfhaut und Gesicht vor der Sonne zu schützen.
- Benutzen Sie Hautpflege- und Kosmetikprodukte mit integriertem Sonnenschutzmittel. Der Sonnenschutzfaktor steht auf dem Etikett.
- Greifen Sie zu Selbstbräunern, wenn Sie von sonnengeküsster, bronzefarbener Haut träumen. Es gibt einige neue Produkte, die, richtig angewandt, völlig natürlich auf der Haut aussehen. Oder Sie versuchen es mit einem Terrakottapuder.

Falls Sie dennoch einen Sonnenbrand bekommen oder das Gefühl haben, zu lange in der Sonne gewesen zu sein – Sie wissen ja, dass sonnengeplagte Haut vorzeitig altert –, dann sollten Sie die nachfolgenden Rezepte besonders aufmerksam lesen. Jede Haut, die UVA- und UVB-Strahlen empfängt, braucht eine besonders intensive Pflege.

REZEPTE FÜR SONNENGESCHÄDIGTE HAUT

Haferbrei-Essig-Lotion (Yin)

Haferbrei beruhigt sonnengeschädigte Haut. Sie können ein wenig von Ihrem Frühstücksbrei übrig lassen oder Instant-Haferbrei verwenden. Der Essig erneuert den empfindlich gestörten Säureschutzmantel der sonnenverbrannten Haut und verschafft ihr Erleichterung.

Für eine Anwendung nehmen Sie:
3 Esslöffel Haferbrei, gekocht
1 Teelöffel Apfelessig

Bringen Sie eine Tasse Wasser zum Kochen. Wasser und Haferbrei etwa drei Minuten lang in einer Schale verrühren, bis sich ein wässriges Gemisch ergibt. Lassen Sie sich nicht verunsichern, wenn der Haferbrei anfangs auf den Schalenboden sinkt; durch das Verrühren vermischt er sich schließlich mit dem Wasser. Abkühlen lassen, dann durch ein Sieb gießen. Apfelessig hinzufügen. Anschließend Haferbrei-Essenz mit einem Wattebausch auf die sonnenverbrannte Haut geben, möglichst lange darauf lassen, bevor Sie die Lotion abwaschen.

Salatwasser-Erfrischungslotion (Yin)

Salatwasser ist ein altes Mittel für sonnenverbrannte Haut. Gekochter Salat wirkt nicht nur beruhigend, sondern besitzt auch Wirkstoffe, die Sonnenbrandschmerzen lindern.

Für eine Behandlung nehmen Sie:
1/2 Kopf Salat aus biodynamischem Anbau, gleich welche Sorte

Schneiden Sie den Salat in grobe Stücke und geben Sie sie in einen Topf. Eine Tasse Wasser hinzufügen und zum Kochen bringen. Dann die Flüssigkeit abkühlen lassen und das Wasser in eine Schüssel gießen. Mit einem Wattebausch das Salatwasser auf die sonnenverbrannten Stellen tupfen. Nicht abwaschen. Mehrmals wiederholen. Ist am nächsten Tag eine weitere Heilbehandlung nötig, sollten Sie die andere Hälfte des Salats neu zubereiten – Salatwasser verdirbt leicht.

Aloe-vera-grüner-Tee-Feuchtigkeitscreme (Yin)

Eine der wirksamsten Methoden zur Linderung der Folgen eines Sonnenbrandes besteht darin, die Hautzellen mit ausreichend Feuchtigkeit zu versorgen. Die Gerbsäure des Tees und die heilenden Eigenschaften des Aloe-vera-Gels machen diese einfache Mischung zu einer wirksamen Waffe beim Kampf gegen Sonnenschäden.

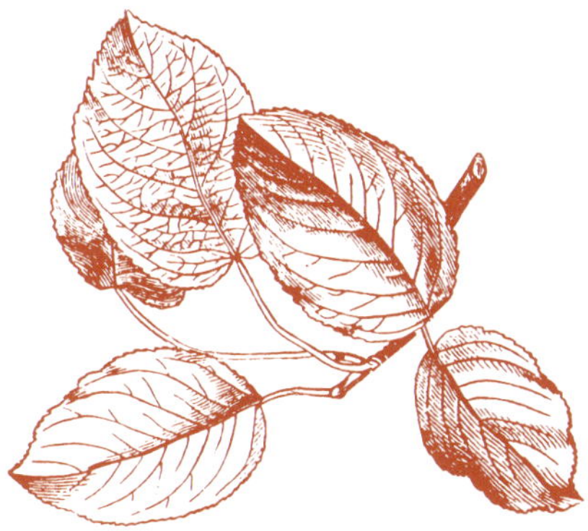

Teeblätter (Pyrus communis)

Für eine Behandlung nehmen Sie:
1 Esslöffel grüner Tee, lose (oder 1 Teebeutel)
2 Esslöffel Aloe-vera-Gel

Bringen Sie eine Tasse Wasser zum Kochen. Grünen Tee in eine Glas- oder Steingutschüssel geben und mit dem Wasser übergießen. Ziehen lassen, bis der Tee abgekühlt ist. Durch ein Sieb seihen. Das Aloe-vera-Gel unter ständigem Rühren in die Flüssigkeit geben. Mit einem Wattebausch auf die betroffenen Stellen auftragen. Da die Mixtur leicht verderblich ist, sollte sie für jede Behandlung neu zubereitet werden.

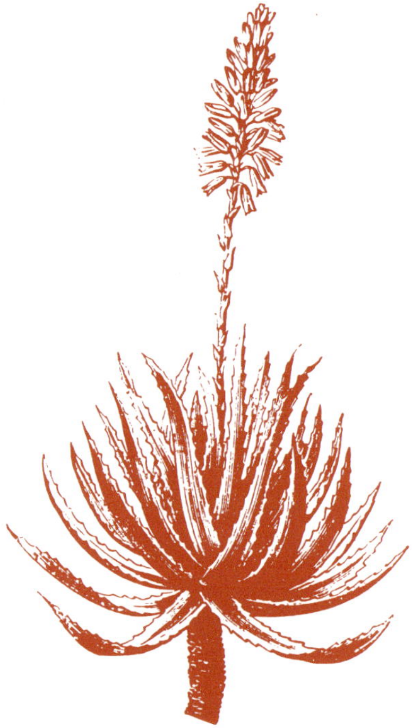

Aloe vera
(Aloe socotrina)

Honig-Aloe-vera-Maske (Yin)

Auf sonnenverbrannte Haut werden Sie definitiv keine stark adstringierende Maske auftragen wollen, da sie die Haut noch mehr verletzen würde. Die Honig-Aloe-vera-Maske wirkt besänftigend und befreit die Haut zugleich von Unreinheiten. Honig spendet viel Feuchtigkeit.

Für eine Anwendung nehmen Sie:
2 Esslöffel Honig
2 Esslöffel Aloe-vera-Gel

Verrühren Sie Honig und Aloe-vera-Gel in einer Glasschale. Auf die betroffenen Stellen auftragen. Fünf Minuten lang einwirken lassen, dann mit lauwarmem Wasser abwaschen. Gesicht mit einem flauschigen Handtuch abtrocknen. Möglichst sofort verbrauchen und vor jeder weiteren Behandlung neu zubereiten.

Mandarinen-Mirakel-Körpercreme (Yin/Yang)

Diese natürliche, auf der Basis von Distelöl hergestellte Creme ist für jeden Hauttyp geeignet. Sie versorgt sonnenverbrannte Haut mit viel Feuchtigkeit, ist aber auch zu jeder anderen Zeit zu benutzen: Die Creme besitzt die herrliche Eigenschaft, die rauen Partien an Ellbogen, Knien und Fersen wieder samtweich zu machen.

Zudem hellen die Orangenschalen Pigmentveränderungen wieder auf.

Für vier Behandlungen nehmen Sie:
2 Teelöffel frische Orangenschale
1/4 Tasse Distelöl
1 Esslöffel Bienenwachs, gerieben
1/4 Tasse Orangenblütenwasser
eine Prise Borax
1 Teelöffel reines Orangenöl
(siehe Anmerkung)

Vor dem Mischen einen Teelöffel mit geriebener Orangenschale beiseite legen. Dann Distelöl, den Rest der frischen Orangenschale und Bienenwachs in einen Emaille- oder Glasbehälter geben. Auf kleiner Flamme erhitzen, bis das Bienenwachs geschmolzen ist.

In einem zweiten Topf Orangenblütenwasser und Borax mischen und anschließend erwärmen, bis der Borax sich im Wasser aufgelöst hat. Die Flüssigkeit zur Distelöl- und Bienenwachsmixtur geben. Den restlichen Teelöffel geriebene Orangenschale und das Orangenöl hinzufügen und alles verrühren. Das Ganze in einen sauberen und trockenen Glasbehälter mit Deckel gießen. Erst verschließen, wenn die flüssige Mischung abgekühlt ist und eine cremige Konsistenz angenommen hat. An einem kühlen Ort lagern, vor Feuchtigkeit schützen und innerhalb von vier Wochen verbrauchen. Zur Anwendung die Creme auf alle Problemzonen verteilen.

ANMERKUNG: Orangenblütenwasser und Orangenöl erhalten Sie in Naturkostläden.

Kapitel 6

ALLES GUTE FÜR DAS HAAR

Mit einem Schnitt ist es nicht getan

Als Kind habe ich geglaubt, alle Mensch hätten Haare wie ich – relativ dick, glatt und ziemlich schwarz. Meine Familie, die Verwandten, Nachbarn und Klassenkameraden bildeten da keine Ausnahme. Was war ich erstaunt, als ich mit meinen Eltern in die Vereinigten Staaten kam und die unzähligen unterschiedlichen Haarfarben, Haarstrukturen und Haartypen sah!

Als Heranwachsende und besonders in meiner Model-Zeit interessierten mich Haare ungemein: wie sie frisiert, wie sie geschnitten und, vor allem, in welchem Zustand sie waren. In jeder Kultur gilt dickes, gesundes, glänzendes Haar als Schönheitsideal. Kein Wunder, dass wir es uns alle wünschen. Und so ist es auch verständlich, dass von allen Beautyprodukten Shampoos und Haarpflegemittel den größten Absatz finden.

Heutzutage beschäftigen sich Frauen und Männer ständig mit ihren Haaren. Aus gutem Grund: Sie rahmen das Gesicht ein. Haare sind das Erste, das man an anderen Menschen wahrnimmt – wir sehen auf der Straße eine weizenblonde Frau, ein rothaariges Kind oder einen dunkelhaarigen Mann. Stress und Krankheit verändern Haar und Haut. Glänzendes Haar deutet auf Gesundheit hin, brüchiges dagegen auf Disharmonie im Körper. Dennoch ist es bei uns nicht üblich, das Haar als Diagnosemittel, als Spiegel der körperlichen Verfassung zu analysieren. Wir wollen unsere Mähne lieber als schönes Accessoire, als «Modeschmuck», betrachten. Die Chinesen hingegen untersuchen Haar und Kopfhaut nach Hinweisen, die Aufschluss über den Gesundheitszustand des Körpers geben.

WAS WIR UNSEREM HAAR ANTUN

Wir lassen uns Dauerwellen legen, bleichen das Haar, glätten es, lassen Strähnen einfärben, flechten es, zerren daran und gelen und besprühen es. Wir wickeln es um Brennscheren, drehen es auf vorgewärmte Lockenwickler und föhnen es mit heißer Luft. Eine Tortur, die, falls wir nicht eine spezielle Vorsorge treffen und den Schopf mit einem der unzähligen feuchtigkeit- und fettspendenden Produkte pflegen, zu sprödem, trockenem, stumpfem und dünnem Haar führt oder gar zu Haarausfall, über den immer mehr Frauen klagen.

Sarah, Anfang fünfzig, hat feines, glattes, naturblondes Haar mit silbernen Glanzlichtern. Dieses Farbgemisch ist derart verblüffend, dass sie manchmal auf der Straße angesprochen und gefragt wird, bei wem sie ihr Haar färben lasse. Abgesehen von Diabetes, der bei ihr diagnostiziert wurde, als sie Ende dreißig war, erfreut sie sich guter Gesundheit. Doch Anfang des Jahres stellte sie fest, dass ihr normalerweise glänzendes und elastisches Haar stumpf und kraftlos geworden war. Es wirkte grau und farblos; ihm fehlte der golden-silbrige Schimmer. Das war eine Veränderung, die Sarah ganz und gar nicht gefiel. Sie schrieb sie ihrem Alter zu und beschloss, beim nächsten Friseurtermin das Thema Haarefärben anzusprechen.

Sarahs Friseur war überhaupt nicht begeistert von der Vorstellung, ihr Haar zu färben. Doch musste auch er feststellen, dass es seit dem letzten Haarschnitt vor sechs Wochen trocken, fast spröde und an den Spitzen sichtlich dünner geworden war. Und wenn man mit der Hand übers Haar streiche, sagte er, würde es sich rau anfühlen. Was war passiert? Eine Erklärung war schnell geliefert: Die aus durchsichtigen, einander schindelartig überlappenden Zellen bestehende Cuticula, die äußere Schutzhülle des Haares, war geschädigt, ebenso die zweite Schicht, der Cortex, Sitz der farbgebenden Pigmente. Das trockene, spröde Haar verriet dem Friseur auch, dass die Medulla oder Markschicht, jene innerste Haarschicht, in der Stärke, Form und Elastizität des Haars festgelegt sind, in einem schlechten Zustand sein musste. Hier ging offensichtlich etwas vor sich, das Sarahs sonst so strahlende Farbe erschöpfte, ihr Haar grau werden ließ und es ausdünnte.

Der Friseur fragte Sarah, was seit dem letzten Besuch geschehen sei. War sie krank gewesen? Gab es privaten oder beruflichen Stress? Was hatte sie kürzlich gegessen? Viel rotes Fleisch, Gebratenes, Schalentiere, Salz?

Als Sarah mir diese Geschichte erzählte, sagte sie: «Ich war entsetzt. Woher wusste er das? Stand das alles in meinen Haaren geschrieben? Ich habe mich zwei, drei Wochen lang mit einer Blaseninfektion herumgeschlagen und rund um die Uhr gearbeitet, um einen wichtigen Kunden zu halten. Ich bin im letzten Monat zweimal nach Los Angeles und nach London geflogen und habe, wenn überhaupt, nur sporadisch gegessen. In Los Angeles eher Scampi, in London Steaks mit allem Drum und Dran. Zu Hause gab es dann nur Croissants, Kaffee, Käse und Cracker.»

Ich erklärte Sarah, dass nach der chinesischen Heillehre Haarausfall und vorzeitiges Ergrauen ein Zeichen dafür sind, dass die Nieren nicht mehr richtig arbeiten. Schuld daran ist hauptsächlich ein Übermaß an heißer Energie. Immenser Stress – wie die Trips nach Los Angeles und London – kann aber auch zu einem stagnierenden Milz-Chi führen, ein weiterer möglicher Grund für die Ergrauung. Doch kühlende Yin-Nahrungsmittel, so gab ich Sarah zu verstehen, können die heiße Energie verringern.

Zwei Wochen nachdem sie Yin-Nahrungsmittel, die die Nieren nähren und für einen ungehinderten Chi-Fluss sorgen, in ihren Speiseplan aufgenommen hatte, konnte sie bereits von ersten Erfolgen berichten. Und innerhalb eines Monats schimmerte ihr Haar wieder so golden-silbrig wie früher.

DER CHINESISCHE ANSATZ ZUR HAARPFLEGE

Der Weg zu schönem, gesundem Haar führt nicht von außen nach innen, sondern von innen nach außen. Für die Chinesen ist nur glänzendes, kräftiges Haar gesundes Haar. Alles, was davon abweicht, gilt als Zeichen für ein Ungleichgewicht in Lunge und Dickdarm, den mit Haut und Haar verbundenen Organen.

Haarausfall oder dünnes, mattes Haar, begleitet von trockener Haut, Schlaflosigkeit, Reizbarkeit und Nervosität, weist auf einen Mangel an innerer Yin-Energie hin. Führen Sie in einem solchen Fall dem Organismus die fehlende kühlende Energie zu, dämpfen Sie die starke Yang-Hitze und bringen Sie den Körper auf diese Weise wieder ins Gleichgewicht.

Der Dickdarm, das mit dem Haar verbundene Yang-Organ, und die Lunge, das für die Verteilung der Feuchtigkeit im Körper zuständige Yin-Organ, bestimmen die Reinheit der

Körperflüssigkeiten. Wie schon erwähnt, ist die Lunge mit dem Element Metall verbunden und nährt das Wasser. Das mit dem Wasser verknüpfte Yin-Organ sind die Nieren. Folglich nährt die Lunge die Nieren. Ein chinesischer Arzt untersucht Haar und Kopfhaut, wenn er etwas über den Zustand des Blutes und der blutreinigenden Organe, insbesondere der Nieren, wissen will. Ein Übermaß an Eiweiß, Säuren, Fett oder Giftstoffen im Blut verhindert, dass die Haarwurzeln ausreichend wachstumsfördernde Nährstoffe erhalten. Dieser Mangel führt häufig zu starkem Haarausfall (Alopezie) und vorzeitigem Ergrauen. Bei Frauen mittleren Alters kommt noch hinzu, dass ein Sinken des Östrogenspiegels das Wachsen neuer Haare verzögert.

Um diese Probleme zu beheben, müssen Blut und auch die anderen Körperflüssigkeiten ungehindert zirkulieren können. Ebenso muss die Durchblutung der Kopfhaut intensiviert werden. Nur so können die Nährstoffe zu den Haarwurzeln gelangen und neue Haare ungehindert wachsen. Hilfreich sind alle Substanzen, die Blut, Knochenmark, Leber und Nieren nähren.

Gesundes, glänzendes Haar ist auf einen stabilen Blutkreislauf und gesunde Nieren zurückzuführen, während Schuppen, trockenes, sprödes Haar, fettiges Haar und fettige Kopfhaut, dünnes Haar, Kahlheit oder starker Haarausfall von einem körperlichen Ungleichgewicht herrühren. Sind Blut und Chi in einem schlechten Zustand, gleicht das Haar einer sterbenden Pflanze: es ist trocken, hart und stumpf. Die von mir empfohlenen Nahrungsmittel und Kräuter verbessern die Durchblutung, stärken das Blut und bringen das Chi wieder ins Gleichgewicht – mit sichtbarem Effekt: Das Haar glänzt und wird wieder kräftig.

NAHRUNG FÜR SCHÖNES HAAR

Auch das Tao zu schönem Haar beginnt mit der richtigen Ernährung. Falls Sie unter stumpfem, schlaffem, dünnem Haar leiden oder zu vorzeitigem Ergrauen neigen, arbeiten – im Sinne der chinesischen Lehre – entweder Ihre Nieren nicht optimal, oder Ihr Chi ist unausgeglichen. Statt endlos mit Shampoos und Haarpflegemitteln herumzuexperimentieren, sollten Sie auf ein harmonisches Blut-Chi achten.

Es ist nicht sinnvoll, normales, trockenes oder fettiges Haar, Schuppen, Spliss, vorzeitiges

Ergrauen oder Haarausfall einzeln zu behandeln. All diese Probleme haben – falls Ihre Haare nicht chemisch geschädigt sind – dieselbe Ursache: ein Ungleichgewicht des Körpers.

Eine Generalkur mit nierenfreundlichen Nahrungsmitteln und Kräutern ist der erste Schritt zu vitalem Haar. Denn sind die Nieren gesund, sind auch Lunge und Dickdarm gesund. Ihrem Haar wird man es ansehen.

Hier nun die Liste der Nahrungsmittel, die Sie Ihrem Speiseplan hinzufügen sollten:

NAHRUNGSMITTEL FÜR GESUNDES HAAR

- **Früchte und Nüsse**: Brombeeren, Kastanien, rote und schwarze chinesische Datteln, Weintrauben, Papayas, Pflaumen, Mandarinen, Walnüsse.
- **Gemüse**: schwarze und gelbe Sojabohnen, Karotten, Stangensellerie, Schnittlauch, Fenchel, Ingwer, grüne Bohnen, Zwiebeln, Pastinaken, Kürbisse, rote Bohnen, Algen (besonders Arame und Hijiki), Spinat, Süßkartoffeln, Wintermelonen.
- **Körner und Samen**: schwarzer Sesamsamen, Hafer, Klebreis, brauner Reis, Vollkornbrot.
- **Eiweiß**: Huhn, Venusmuscheln, Ente, Nieren, Lamm, Austern, weißfleischiger Fisch.
- **Sonstiges**: chinesische Petersilie (Koriandergrün) oder krausblättrige Petersilie, Zimtstangen, Nelken, Dang quai, Ginseng, Süßholzwurzel, Färberdistel, Peterstrauch (*Symphoricarpos occidentalis* ist in Nordamerika beheimatet und trägt weiße Beeren, auch Wolfberrys genannt).

Meiden Sie:

Geeiste oder sehr kalte Lebensmittel und Getränke, zuckerhaltige Nahrungsmittel und Getränke, Cola-Getränke, Kaffee, fettige Nahrung, rotes Fleisch, Zitrusfrüchte, Hirse, Käse, Milch und andere Molkereiprodukte.

DAS TAO ZU SCHÖNEM HAAR

Nachfolgend einige Tipps für vitales Haar:

- Die tägliche Einnahme eines mineral- und vitaminreichen Nahrungsergänzungsprodukts kräftigt das Haar, fördert das Wachstum und verhindert den Pigmentabbau.
- Gönnen Sie Haar und Kopfhaut eine Papaya-Maske: Papaya schälen und entkernen, im Mixer pürieren und in Haar und Kopfhaut einmassieren. Einen Plastikschutz überziehen, mit Duschkappe oder Handtuch abdecken. Papaya-Püree nach fünfzehn Minuten mit warmem Wasser und einem sanften Shampoo auswaschen.
- Hellbraune, blonde oder rote Haare mit einer Zitronenspülung behandeln. Sie setzt dem Haar nicht nur Glanzlichter auf, sondern erneuert auch seinen Säureschutzmantel: Dazu den Saft einer Zitrone mit Wasser mischen – ein Teil Zitrone, fünf Teile Wasser. Zitronenwasser nach dem Haarewaschen als Conditioner benutzen.
- Ein perfekter Conditioner für blondes Haar ist auch folgende Spülung: Eine Tasse starken Kamillentee mit einem Teelöffel Apfelessig mischen.
- Eine Tasse starker schwarzer Tee zaubert Glanzlichter in schwarzes Haar. Durch die Gerbsäure des Tees wird, wie bei der Zitronenspülung, der unentbehrliche Säureschutzmantel des Haares erneuert. Beim abschließenden Spülen übers Haar geben.
- Bürste und Kamm nach jeder Haarwäsche waschen, da sonst Fette und Schmutzpartikel wieder ins frisch gewaschene Haar gebürstet oder gekämmt werden.
- Nasses Haar niemals bürsten. Um eine Schädigung des Haarschaftes zu vermeiden, stets einen Kamm mit großen, abgerundeten Zinken verwenden.
- Tragen Sie Hüte oder Tücher, um das Haar bei extremen Wetterlagen zu schützen.

REZEPTE FÜR GESUNDES HAAR

Bevor ich zu den Rezepten komme, die Haar und Kopfhaut von innen her nähren, will ich Ihnen einige äußerlich anzuwendende Mittel wärmstens empfehlen. Sie helfen mit Sicherheit, Haar und Kopfhaut wieder zu normalisieren. Sie sollten deshalb in Ihrem Beauty-Programm nicht fehlen, besonders wenn Sie sich mehrere Stunden oder sogar einen Tag in Ihrem Badezimmer zum Verwöhnen gönnen.

Himmlisches Haar- und Kopfhaut-Massageöl (Yin)
Mit diesem Öl können Sie Ihren Traum von gesunder Kopfhaut und schönem Haar verwirklichen. Die Stimulation der Kopfhautdurchblutung verbessert die Nährstoffversorgung der Haarwurzeln, die dadurch kräftiger werden. Die essenziellen Fette der Öle lösen abgestorbene Zellen ab und entfernen den Talg, der die Poren auf der Kopfhaut verstopft. So kann neues und gesundes Haar nachwachsen. Zu Beginn der Kur, wenn das Haarwachstum besonders angeregt werden soll, das Massageöl eine Woche lang jede Nacht auf dem Kopf einwirken lassen. Danach nur noch einmal wöchentlich anwenden. Kur alle sechs bis acht Wochen wiederholen.

Für eine Woche oder sieben Anwendungen nehmen Sie:
1 Zitrone
60 ccm Rosmarinöl
30 ccm Lavendelöl (siehe Anmerkung)

Geben Sie den Saft der Zitrone in eine Schale und fügen Sie die Öle hinzu, anschließend verrühren. Mischung in ein Fläschchen mit Pipette gießen, möglichst aus bernsteinfarbenem Glas, das es für wenig Geld in der Apotheke zu kaufen gibt (darin werden beispielsweise Augentropfen abgefüllt). Im Kühlschrank lagern, damit der Zitronensaft nicht verdirbt (aber nicht länger als eine Woche).

Anwendung: Eine gefüllte Pipette mit Massageöl in eine Glasschale geben. Öl mit den Fingerspitzen sanft in die Kopfhaut einmassieren, vor allem am Haaransatz und überall dort, wo das Haar dünner wird.

Über Nacht einwirken lassen. Haar und Kopfhaut werden am Ende der Massage das Öl größtenteils absorbiert haben. Zur Sicherheit, damit Sie Ihr Kopfkissen nicht einfetten, sollten Sie es mit einem Handtuch abdecken. Am nächsten Morgen das Haar wie üblich waschen.

ANMERKUNG: Rosmarin- und Lavendelöl erhalten Sie in Apotheken, Naturkostläden und überall dort, wo Aromatherapie-Produkte verkauft werden.

Anti-Schuppen-Tonikum (Yin/Yang)
Wer unter Schuppen leidet, sollte dieses Anti-Schuppen-Tonikum ausprobieren. Wöchentlich angewandt, bringt es Glanz ins Haar und befreit die Kopfhaut von den lästigen Abschuppungen. Lassen Sie es unbesorgt über Nacht einwirken – Sie werden nicht die Spur nach Essig riechen. Vielleicht ein wenig nach Wodka …

Für eine Anwendung nehmen Sie:
1/4 Tasse Apfelessig
1/4 Tasse Wodka

Mischen Sie die Flüssigkeiten in einer Schüssel. Mit einem Wattebausch großzügig auf Kopfhaut und Haaransatz auftragen, besonders, wenn Sie langes Haar haben. Mit den Fingerspitzen einmassieren, um die Durchblutung anzuregen und das Tonikum zu verteilen. Über Nacht einwirken lassen. Am nächsten Morgen das Haar wie gewohnt waschen. Wöchentlicher Gebrauch wirkt vorbeugend; bei starkem Schuppenbefall häufiger verwenden.

ÜBER SHAMPOOS, PFLEGEMITTEL UND STYLING-PRODUKTE

Shampoos, Conditioner und Styling-Produkte können Sie natürlich auch selbst herstellen, denn Rezepte gibt es genug. Ich kenne jedoch kaum Menschen, die Zeit für derart aufwendige Zubereitungen haben; zudem gibt es heute so viele ausgezeichnete Haarpflegemittel zu kaufen. Sie sind oft sogar besser als die selbst gemachten. Auch sind Basilikum-, Bergamotte-, Nessel-, Rosmarin- oder Lavendelöl, die in einem selbst gemixten Haarpflegemittel nicht fehlen dürfen, weil sie neben Duftmolekülen auch wichtige Nährstoffe enthalten, oft recht teuer. Bei falscher Lagerung verlieren sie überdies ihre Wirksamkeit.

Verzichten Sie in diesem Fall auf Ihre Mixkünste. Stattdessen sollten Sie beim nächsten Einkauf von Haarpflegemitteln auf Folgendes achten:

- Kaufen Sie nur Produkte mit einem neutralen pH-Wert. Sie greifen den Säureschutzmantel von Haar und Kopfhaut nicht an.
- Meiden Sie Produkte mit hohem Isopropyl- oder Äthylalkohol-Gehalt. Alkohol trocknet Haar und Kopfhaut stark aus, egal, wie widerstandsfähig Ihr Haar erscheinen mag.

- Wenn Sie nicht wissen, welche Haarpflege für Sie die richtige ist, fragen Sie Ihren Friseur oder Ihren Hautarzt. Rufen Sie die auf den Produktverpackungen aufgeführten Gratis-Nummern an. Fragen Sie Freunde und Bekannte mit gesundem, glänzendem Haar nach ihrem Geheimnis, und fragen Sie so lange, bis Sie die richtigen Antworten bekommen.

SCHÖNES HAAR DURCH RICHTIGE ERNÄHRUNG

Für die Chinesen ist eine Suppe der erste Schritt zur Gesundheit. Sie hilft Krankheiten vorbeugen und heilen. Da unser Körper überwiegend aus Wasser besteht, werden die Vitamine und Nährstoffe in Suppen leichter (und schneller) aufgenommen als bei anderen Zubereitungsformen.

Schwarze-Sesamsamen-Suppe (Yin/Yang)

Diese Suppe ist so süß wie Speiseeis, aber um einiges gesünder. Meine Familie nimmt sie gern als Zwischenmahlzeit zu sich. Die Sesamsamen-Suppe kann rasch aufgewärmt und zu jeder Tageszeit gegessen werden. Wer sie über einen längeren Zeitraum hinweg genießt, wird feststellen, dass sich der Zustand von Haar und Kopfhaut sichtbar verbessert.

Für zwei Schalen nehmen Sie:
1 Tasse Langkornreis, weiß, ungekocht
1 Tasse Sesamsamen, schwarz
1 Esslöffel Zucker oder je nach Geschmack Honig

Reis und Sesamsamen getrennt waschen und abtropfen lassen. Sesamsamen in einer Pfanne bei kleiner Hitze fünf Minuten lang unter ständigem Rühren rösten (bis die Hitze den Duft des Sesams freisetzt). Nicht anbrennen lassen. Den Reis und die gerösteten Sesamsamen mit einer viertel Tasse Wasser im Mixer zerkleinern. Das Gemisch mit eindreiviertel Tassen Wasser in einen mittelgroßen Topf geben. Bei mittlerer Hitze zehn Minuten lang kochen lassen. Immer wieder umrühren, um ein Anbrennen zu verhindern. Nach Belieben Zucker hinzufügen.

Kapitel 7

BESONDERE PFLEGE FÜR HÄNDE, FÜSSE UND NÄGEL

Alles muss im Fluss sein

Hände und Füße brauchen nach der chinesischen Lehre mehr Pflege als nur Maniküre, Pediküre, Handlotion und Bimsstein. Auch bei Händen und Füßen müssen Yin und Yang ausgeglichen sein. Diese Balance zu wahren ist das wichtigste Ziel.

Der Zustand von Händen und Füßen lässt sich durch eine Wiederherstellung des Gleichgewichts grundlegend verbessern. *Das Tao von Körper und Seele* betrachtet die Gliedmaßen als Miniaturabbilder des Körpers. Für chinesische Heilkundige sind Hände und Füße Landkarten, auf denen bestimmte Zonen mit den anderen Körperteilen und Organen korrespondieren. Die Zehen zum Beispiel wirken auf Nebenhöhlen und die Kopfhälften ein – je nach behandeltem Fuß links oder rechts. Die Fußinnenseite, von der großen Zehe bis zur Ferse, spiegelt das Rückgrat wider, vom Kopf über den Nacken bis hin zum Steißbein. Durch den auf diese Bereiche ausgeübten Druck, ob nun mittels Akupunktur oder Akupressur, wird stagnierendes Chi befreit und die heilende Energie kann wieder ungehindert zu den korrespondierenden Organen fließen.

WAS DIE HÄNDE ÜBER SIE VERRATEN

Jeder schaut dem anderen auf die Hände. Hände, die rau sind und von schwerer Arbeit erzählen, oder feine, gepflegte Hände, die ein Buch halten. In China werden die Hände als «Tor zum Paradies» bezeichnet. Wohl deshalb, weil wir intensiv mit ihnen berühren und spüren können. Und sie sind ein Indikator für Weiblichkeit. Die alten Heiler sahen weiche, geschmeidige Hände mit kräftigen Fingernägeln als Zeichen für Gesundheit. Blasse Hände mit brüchigen Nägeln zeugten dagegen von einem aus dem Gleichgewicht geratenen Körper.

Einst sprach mich während der Mailänder Herbstmode-Schauen meine Model-Freundin Debbie an. Sie bewunderte meine schönen Hände und Nägel und zeigte beschämt ihre eigenen rissigen. Bei wichtigen Model-Terminen, vertraute sie mir an, würde sie falsche Fingernägel anlegen. Ansonsten würde sie am liebsten mit Handschuhen herumlaufen. Nun wollte Debbie wissen, wie sie ihre Nägel kräftigen könne.

Ich schlug Debbie vor, sie solle erst einmal mit einer Handmassage anfangen, statt sich um die Länge ihrer Fingernägel zu kümmern. Wichtig sei auch ein Handbad mit einer milden Seife und einer Massagebürste. Und über Nacht sollte sie ihre Hände unbedingt mit einer Feuchtigkeitscreme behandeln – denn Hände haben einen doppelt so hohen Verlust an Feuchtigkeit wie die übrigen Hautpartien. Zum Eincremen empfahl ich Debbie Lanolin. Zum Schluss gab ich ihr eine Liste von Nahrungsmitteln (s. S. 119), die sie zu sich nehmen sollte. Bei den nächsten Modeschauen im Frühjahr hatte Debbie phantastische Nägel.

An einigen «Hand-Zeichen» können Sie ablesen, was diese über Sie aussagen:

- Heiße, aber auch warme Hände können auf eine übermäßige innere Hitze hinweisen. Ein weiteres Zeichen für diesen Yang-Zustand ist eine trockene, schuppige oder gerötete Haut. In diesem Fall sollten Sie für eine größere Feuchtigkeit der Yin-Organe sorgen, besonders der Nieren. Dabei helfen Kräutertees, zum Beispiel kühlender Minzetee oder grüner Tee, und Apfel-, Pampelmusen- oder Traubensaft. Ingwer und Orangenschalen eignen sich, zusammen oder getrennt genossen, vorzüglich zur Wiederherstellung des inneren Gleichgewichts.
- Kalte und blasse Hände deuten auf ein Übermaß an innerer Kälte und ein stagnierendes Chi hin. Es ist unbedingt notwendig, die Yang-Organe wieder aufzufüllen, besonders die Yang-Energie der Nieren. Ein Tee aus Dang quai und chinesischer Süßholzwurzel wärmt jetzt ungemein gut.
- Schwitzige Hände weisen auf zu viel Feuchtigkeit im Organismus hin. Nähren Sie die Yang-Energie von Milz und Lunge, und der Zustand wird sich bessern.

FEINSTE FUSSARBEIT

Füße sind komplizierter als Hände, jedenfalls hinsichtlich ihrer Beziehung zum Rest des Körpers. Sie tragen unser Gewicht und halten uns Schritt für Schritt in der Balance. Schon der kleinste Schmerz im Fuß kann sich im ganzen Körper ausbreiten, die Haltung beeinträchtigen oder uns aus dem Gleichgewicht bringen. Da von allen Körperteilen die Füße am meisten vernachlässigt werden, ist es sinnvoll, sie besonders zu pflegen. Der große chinesische Heerführer Sun Ye brachte es vor einigen tausend Jahren auf den Punkt, als er schrieb: «Die Stärke eines Heeres ist nur so gut wie die Füße seiner Krieger.»

Schauen Sie sich Ihre Füße ganz genau an, nicht nur die Zehen und die Nägel. Benutzen Sie, wenn nötig, einen Spiegel, während Sie die Fußsohlen und den Raum zwischen den Zehen abtasten. Befühlen Sie Ihre Fersen, achten Sie auf Rist und Knöchel. Sicher haben Sie schon bemerkt, dass Schnitte und blaue Flecken an den Füßen nur langsam heilen. Schlechte Durchblutung, Feuchtigkeit, überhöhte Schweißabsonderung durch geschlossenes oder unpassendes Schuhwerk, ja, selbst der durch das Aufrechtgehen auf die Füße ausgeübte Druck schaffen

Bedingungen, die zu Komplikationen wie Pilzerkrankungen, Hornhaut, rauen Flecken an Fersen und Ballen und zu Knochendeformationen führen können.

Vorsicht beim Schneiden der Zehennägel: Die Nägel immer gerade schneiden, auf keinen Fall die Ecken entfernen. Sonst kann es zu eingewachsenen Fußnägeln kommen.

WAS DIE NÄGEL ÜBER SIE VERRATEN

Finger- und Zehennägel vermitteln ein genaues Bild Ihrer gesundheitlichen Verfassung und folglich Ihrer Schönheit. Tragen Sie so viel Nagellack auf, wie Sie wollen, aber die Nägel darunter sollten kräftig und glatt sein, mit durchsichtigen, rosigen Nagelbetten und geschmeidigen Oberhäutchen. Ein blasses oder verfärbtes Nagelbett kann auf eine unzureichende Blutbildung, eine träge Durchblutung und einen verlangsamten Energiefluss hindeuten. Geriffelte oder gefurchte Nägel verraten einem Anhänger der traditionellen chinesischen Medizin, dass die Leber im Ungleichgewicht ist, was wiederum die Aufnahme von Kalzium erschwert und in der Folge zu brüchigen Knochen führt. Schlechte Durchblutung und Kalziumarmut deuten auf Mangelerscheinungen im Holz-Element und in Leber und Gallenblase hin. Deshalb sollten unbedingt Nahrungsmittel in den Speiseplan aufgenommen werden, die diese Organe nähren.

Gesunde Nägel sind weder geriffelt noch mit weißen Flecken gesprenkelt. Sie sind nicht spröde, splittern nicht, noch brechen sie leicht, wie es bei einem schwachen oder stagnierenden Leber-Chi der Fall ist. Verdickte Nägel oder vom Nagelbett gelockerte Nägel können auf eine Pilzinfektion oder eine andere Erkrankung im Organismus hinweisen. Ist der Körper erst wieder im Gleichgewicht, lösen sich die Nagelprobleme sofort.

Maniküre und Pediküre tun Händen und Füßen gut und lassen sie auch gut aussehen. Aber Hände und Füße müssen ebenso von innen genährt werden: mit viel Wasser, gesunder Kost, Tees und Kräutern, die sie mit kalter oder heißer Energie und den nötigen Nährstoffen versorgen.

NAHRUNGSMITTEL FÜR GESUNDE HÄNDE, FÜSSE UND NÄGEL

- **Obst und Nüsse:** Brombeeren, Kastanien, rote und schwarze chinesische Datteln, Papayas, Pfirsiche, Birnen, Kürbisse, rote Trauben, Erdbeeren, Mandarinen, Walnüsse, Wasserkastanien.
- **Gemüse:** Spargel, schwarze und gelbe Sojabohnen, Brokkoli, Karotten, Stangensellerie, chinesischer Weißkohl (Bok choi), Schnittlauch, Fenchel, grüne Bohnen, Grünkohl, Pilze, Zwiebeln, Pastinaken, gefleckte Feldbohnen, andere rote Bohnen, Zuckererbsen, Spinat, Schwertbohnen, Tofu, Tomaten, Brunnenkresse, Wintermelone.
- **Körner und Samen:** Gerste, schwarzer Sesamsamen, brauner Reis, Mais, Hafer, Vollkornbrot.
- **Eiweiß:** Huhn, Krebse (besonders weichschalige Krabben), Ente, Nieren, Lamm, Schwein, Austern, Ochsenschwanz, Garnelen, weißfleischiger Fisch, Haifischflossen, Markknochen für die Suppe.
- **Sonstiges:** chinesische Süßholzwurzel, chinesische Petersilie (Koriandergrün), Schnittlauch, Zimtstange, Nelken, Dang quai, roher Knoblauch, Ingwer, Ginseng, krausblättrige Petersilie, Seegurke, Quecken (ein Süßgras), Wolfberrys.

Meiden Sie:

Käse, Zitrusfrüchte, Nüsse (außer Walnüssen) und Erdnussbutter, Salz (nur maßvoll verwenden), raffinierten Zucker, zuckerhaltige Lebensmittel und Getränke, rotes Fleisch.

WAS SIE FÜR SCHÖNE HÄNDE UND FÜSSE TUN KÖNNEN

Hände und Füße lassen sich nicht nur durch eine richtige Ernährung verschönern. Eine spezielle Pflege kann Risse und Entzündungen beheben. Hier einige Tipps, die auch vorbeugend zu empfehlen sind:

- Hände verraten das Alter am ehesten. Deshalb sollten Sie es sich zur Gewohnheit machen, sie vor dem Schlafengehen mit einer Feuchtigkeitscreme-Massage zu verwöhnen. Möglichst eine Creme mit natürlichen Substanzen (zum Beispiel Jojoba-Öl, Lanolin o. ä.) verwenden. Die Füße freuen sich über eine ebenbürtige Behandlung.
- Bei der Massage werden an Händen und Fingerspitzen, Füßen und Zehen bestimmte Akupressurpunkte stimuliert, die eine körperliche Entspannung auslösen. Sie fühlen

sich nicht nur an Händen und Füßen, sondern am ganzen Körper erfrischt und verjüngt. Diese Massage lohnt sich, auch wenn Ihnen nur wenige Minuten zur Verfügung stehen, zum Beispiel beim Abtrocknen nach einem Bad. Sie bringt sowohl den Blut- wie auch den Chi-Kreislauf wieder in Schwung.

- Luxus pur: Nach der abendlichen Massage sollten Sie weiße Baumwollhandschuhe und -socken überziehen und über Nacht anbehalten. Dadurch entwickelt sich eine Wärme, die Hände und Füße besonders zart werden lässt.
- Vor jeder sportlichen Aktivität, besonders wenn sie im Freien ausgeübt wird, Feuchtigkeitscreme in die Hände einmassieren, um die Haut vor Feuchtigkeitsverlust zu schützen. Sonne und Luft können einer feinen Haut empfindlichen Schaden zufügen. Und vergessen Sie nicht, Handrücken und Fußrist mit Sonnenschutzmittel einzureiben, falls Sie diese direkter Sonnenbestrahlung aussetzen.
- Finger- und Zehennägel mit weißer Jodtinktur (normale Jodtinktur hinterlässt hässliche Flecken) einreiben, das kräftigt die Nägel. Anfangs ein oder zwei Wochen lang Jod vor dem Schlafengehen auftragen und über Nacht einwirken lassen, bis eine Besserung eingetreten ist. Danach nur noch einmal wöchentlich.
- Bei Haus- und Gartenarbeit stets Handschuhe tragen. Baumwollgefütterte Gummihandschuhe sind ein Muss bei allem, wo Sie es mit Wasser oder Chemikalien zu tun haben. Dicke Segeltuchhandschuhe sind für die Gartenarbeit nötig, aber auch bei der Pflege der Zimmerpflanzen. Weiche Baumwollhandschuhe sind für fast jede Tätigkeit gut: Kehren, Staubsaugen, Bettenmachen.
- Nach dem Bad oder der Dusche sollten Sie die rauen Stellen und Schwielen an Fersen und Sohlen mit einem feuchten Bimsstein bearbeiten. Dadurch bleiben die Füße glatt und sind weniger anfällig für Entzündungen.
- Füße immer trocken halten. Feuchtigkeit ist Gift für sie. Tragen Sie gut durchlüftete Schuhe. Falls dies nicht möglich ist, Schuhe mehrmals täglich ausziehen, damit die Füße atmen und trocknen können. Schwitzen ist für die Regulierung der Körpertemperatur und die Ausscheidung schädlicher Stoffe unverzichtbar, doch sollten Sie Strümpfe oder Socken tragen, die jede Feuchtigkeit in den Schuhen absorbieren.
- Heiße und kalte Fußbäder lindern Schwellungen und verbessern die Durchblutung. Füllen Sie eine tiefe Schüssel mit heißem Wasser und Epsom-Salz, eine zweite mit kal-

tem Wasser und Eiswürfeln. Füße zwei Minuten in die Schüssel mit heißem Wasser stellen, um Venen und Kapillaren zu erweitern, dann zwei Minuten ins kalte Wasser tauchen. Das Ganze zehn Minuten lang wiederholen. Bei stark geschwollenen Knöcheln mit einem Schöpflöffel abwechselnd heißes und kaltes Wasser über Schienbein und Wade gießen.

- Viel Wasser trinken, damit die Nieren immer gut durchgespült werden. Dadurch wird ein Wasserstau in Füßen und Händen vermieden.
- Stützen Sie sich mit den Händen an der Wand ab, um das Gleichgewicht zu halten. Legen Sie einen kleinen, festen Gummiball (oder Tennisball) auf den Boden. Ball erst unter dem einen, dann unter dem anderen Fuß rollen. Darauf achten, dass die Knöchel sich biegen und die Zehen über den Ball greifen. Ball unter Druck zum Fußballen rollen, dann über die Spanninnenseite bis zur Ferse gleiten lassen. Fuß vom Ball nehmen. Gerade hinstellen. Nicht mehr abstützen. Spüren Sie, wie viel lockerer und energiegeladener die Seite des Körpers ist, die gerade eine Fußgymnastik hinter sich hat? Jetzt mit dem anderen Fuß trainieren. Übung mehrmals täglich wiederholen; so bleibt das Chi in Bewegung.

MODEL-HÄNDE

Die meisten Models verdienen ihr Geld mit Modenschauen oder Foto-Shootings für Werbeanzeigen, Kataloge oder Modestrecken in Zeitschriften. Einige wenige haben sich auf besondere Aufgaben spezialisiert. Wie Jean: Sie ist ein Hand-Model. Wahrscheinlich haben Sie ihre Hände schon in Magazinen oder im Fernsehen gesehen, wie sie ein Waschmittel oder ein Luxus-Parfüm halten, einen Ehering oder Armreif überstreifen oder die neuesten Nagellackfarben demonstrieren. Ihr Gesicht sieht man selten. Sie würden sie nicht für ein Model halten, besonders da sie erheblich unter der für Models vorgeschriebenen Mindestgröße von 1,75 Meter bleibt. Aber Jeans Hände sind einfach traumhaft, elegant geformt und mit makellosen Fingernägeln. Diese Hände beeindruckten mich bei meinem ersten Treffen mit ihr so sehr, dass ich herausplatzte: «Ich wette, Sie haben seit Jahren weder Geschirr gespült noch Staub gewischt.»

Das Gegenteil war der Fall. Jean versicherte mir, dass sie tatsächlich Geschirr spüle, aber nur mit Handschuhen. Und sie benutzt Werkzeuge dort, wo die meisten von uns ihre Fingernägel einsetzen würden. Sie werden Jean niemals dabei ertappen, wie sie mit dem Daumennagel Kerzenwachs vom Esstisch kratzt.

Es gibt auch Fuß-Models, die ihre Füße mit äußerster Sorgfalt behandeln. Sie gehen niemals barfuß, außer bei einem Fototermin, und tragen immer perfekt sitzende Schuhe. Niemals würden sie ihre Füße in Pumps zwängen, die eine halbe Nummer zu klein sind, nur um zierlich dahergetrippelt zu kommen. In den ausgeweiteten Vorjahressandalen umherzuschlurfen ist ebenfalls ein Tabu.

REZEPTE FÜR GESUNDE HÄNDE UND FÜSSE

Die folgenden Rezepte sind wahre Energie- und Nährstofflieferanten für gesunde und schöne Hände, Füße und Nägel:

Ingwer-Süßholzwurzel-Hand-und-Fußbad (Yang)

Die erstaunliche Wirkung von Ingwer und Süßholzwurzel sorgt für gesunde und schöne Hände. Ingwer stimuliert den Blut- und Chi-Kreislauf. Die dadurch erzeugte wärmende Energie vertreibt Kälte, Schmerzen, Schwellungen und Taubheitsgefühle. Die chinesische Süßholzwurzel schützt vor dem oft recht schmerzhaften Nagel- oder Fußpilz.

Für ein Fußbad nehmen Sie:
240–360 Gramm Ingwer, in lange Streifen geschnitten
6–8 Stücke der chinesischen Süßholzwurzel (siehe Anmerkung)

Klopfen Sie den Ingwer mit einem Holzhammer weich. Zerstoßen Sie die Süßholzwurzel ein wenig, um das ätherische Öl freizusetzen. Ingwer und Süßholzwurzel mit sechs Tassen Wasser fünf bis zehn Minuten lang in einem Glas- oder Emaillebehälter kochen lassen, bis die Flüssigkeit die Farbe eines schwachen Tees angenommen hat. Durch ein Sieb geben. Flüssigkeit beiseite stellen und ein wenig abkühlen lassen. Hände und/oder Füße zehn bis fünfzehn Minuten lang in die Flüssigkeit tauchen, bis das Wasser nur noch lauwarm ist. Mit einem weichen Handtuch abtrocknen.

Anmerkung: Die chinesische Süßholzwurzel besitzt Heilstoffe, die den amerikanischen und europäischen Wurzeln fehlen. Sie können sie in Asia-Märkten und größeren Naturkostläden bekommen.

Gesunde Füße für eine Reise von tausend Meilen (Yin/Yang)

Ein chinesischer Weiser sagte einmal: «Auch eine Reise von tausend Meilen beginnt mit einem Schritt.» Leichter gesagt als getan, wenn die Füße schmerzen. Als Model musste ich oft stundenlang in Pumps mit Pfennigabsätzen herumstöckeln. Noch Tage danach taten mir die Füße weh.

Deshalb stellte ich dieses Fußbad für mich und meine Freundinnen zusammen, um uns schnell wieder auf die Beine zu bringen. Es entspannt, entgiftet und bringt stagnierendes Chi in Schwung.

Für zwei Fußbäder nehmen Sie:
10 Aspirin-Tabletten
1/4 Tasse Natron
1/4 Tasse Epsom-Salz
10 Tropfen Pfefferminzöl
5 Tropfen Öl der grünen Minze
5 Tropfen Immergrünöl
5 Tropfen Eukalyptusöl (siehe Anmerkung)

Zerstoßen Sie das Aspirin in einer großen Glasschüssel. Mit Natron und Epsom-Salz mischen. Die ätherischen Öle hinzugeben und das Ganze verrühren.

Die Salzmischung auf eine saubere, flache Oberfläche geben, etwa ein Backblech, und über Nacht an einem warmen, trockenen Ort stehen lassen. Nicht zudecken.

Durch Umrühren feststellen, ob die Mischung trocken ist. Falls nicht, noch einen weiteren Tag stehen lassen. Sollte das Wetter für eine Lufttrocknung des Salz-Öl-Gemisches zu feucht sein, die Mischung fünfzehn Minuten lang bei etwa 90 Grad im Backofen trocknen lassen. Aber bitte nicht in die Mikrowelle stellen! Danach in ein sauberes, luftdichtes, vorzugsweise gläsernes Gefäß geben. Gut verschlossen an einem trockenen Ort aufbewahren.

Anwendung: Die Hälfte der Mischung in eine Schüssel mit heißem Wasser geben. Füße fünfzehn bis zwanzig Minuten lang darin baden. Nach dem Bad Füße gut abtrocknen. Badewasser nicht ein zweites Mal verwenden.

> ANMERKUNG: Die angegebenen Öle gibt es in den meisten Naturkostläden, Apotheken oder in Geschäften, die aromatherapeutische Produkte vertreiben.

Honig-Sojabohnen-Milch (Yin)

Dieses nahrhafte und eiweißreiche Getränk ist perfekt für eine umfassende Verschönerung. Honig besitzt antiseptische und feuchtigkeitsspendende Wirkstoffe, die auch Haut und Haar gut tun.

Für eine Tasse nehmen Sie:
1 Tasse Sojamilch
1 Teelöffel Honig

Sojamilch in einem Glas- oder Emaillebehälter erhitzen. Nach Belieben mit Honig süßen. Eine Woche lang täglich trinken. Sie werden staunen, wie sich Stärke und Farbe der Nägel verändern.

Kapitel 8

SCHÖNE AUGENBLICKE

Eine Sache der inneren Einstellung

In einem alten chinesischen Sprichwort heißt es: «Die Augen spiegeln den inneren Glanz, der Blick die Seele wider.» Die Augen einer Frau werden als Abbild innerer Harmonie und Schönheit betrachtet; sie sagen viel über uns aus.

Kein Wunder, dass Frauen Jahr für Jahr ein kleines Vermögen für Mascara, Lidschatten und Eyeliner ausgeben, von jenen geheimnisvollen Cremes ganz zu schweigen, die die Falten fortzaubern und die Haut um die Augen festigen sollen. Und sollte der zauberhafte Tiegel sein Versprechen nicht halten, geben wir noch mehr Geld für den plastischen Chirurgen aus, damit er die von Leben und Alter angerichteten Spuren ausbessert, das Gesicht oder zumindest Ober- und Unterlider strafft. Wir machen viel Aufhebens um unsere Augen, aber wann denken wir jemals an ihre Gesundheit?

Ich gebe zu, als ehemaliges Model von Dior, Chanel und Armani liebe ich Make-up und ebenso kosmetische Gesichtsbehandlungen, Körpermassagen, Dampfbehandlungen und Schönheitsmasken über alles. Ich habe unglaublich viel Spaß an diesen sehr weiblichen Aktivitäten. Nicht umsonst führe ich einen Beauty-Salon und denke mir immer neue, auf meine Kundinnen abgestimmte Produkte aus. Doch ein passendes Make-up und die richtigen Pflegeprodukte allein reichen nicht aus. Unser Gesicht, ob ungeschminkt oder geschminkt, verrät, wie es in unserem Inneren aussieht.

ALTE WEISHEITEN

Fast von Anfang an brachten chinesische Naturheilkundige Aussehen und Zustand der Augen mit der Leberfunktion in Verbindung. Ihrer Meinung nach nährt das Leber-Chi die Augen. Akupunkteure behaupten, der Leber-Meridian führe geradewegs durch die Augen und habe unmittelbaren Einfluss auf ihren Zustand. Auch westliche Ärzte wissen, dass eine Gelbsucht, bei der das Weiße im Auge sich gelb verfärbt und die Haut gelblich schimmert, auf eine Fehlfunktion der Leber hinweist.

Augenprobleme werden meistens durch ein Übermaß an heißem Yang-Chi oder einer mangelhaften Ernährung des Körpers, besonders der Leber, verursacht. Dazu gehören entzündete, gerötete oder überanstrengte Augen und Schwellungen rund ums Auge. Organische Fehlfunktionen, Unausgeglichenheit und Stress hinterlassen deutliche Spuren in Form von Krähenfüßen. Ein geschwächtes Nieren- und Leber-Chi hemmt die Arbeit dieser lebenswichtigen Organe. Dunkle Augenränder sind die Folge.

Falls Sie unter überforderten, müden Augen und den daraus entstehenden Kopfschmerzen leiden, sollten Sie folgende Akupressur-Übungen ausprobieren:

- Akupressur-Punkte zu beiden Seiten der Nasenwurzel in Augennähe sanft massieren. Wahrscheinlich wenden Sie diese Übung bereits unbewusst an. Unser Körper ist sensibel genug, dass er uns durch Intuition dazu bringt, seine Bedürfnisse zu befriedigen.
- Akupressur-Punkte über der Nasenwurzel (dem «Dritten Auge»), neben den Augenbrauen (in Schläfennähe) und an der Schädelbasis sanft reiben. Sie erkennen die Punkte daran, dass sie auf Berührung ein wenig empfindlich reagieren. Dann Finger auf diese Areale fest drücken und erneut kreisen lassen.

- Mit Daumen und Zeigefinger der einen Hand die Haut zwischen Daumen und Zeigefinger der anderen Hand drücken. Sie erkennen die richtige Stelle daran, dass sie auf Berührung spürbar reagiert. Einige Sekunden lang fest drücken. Dann entsprechend die andere Hand behandeln.

Diese wichtigen Akupunkturpunkte regen den Chi-Fluss durch den Körper an und setzen schmerzlindernde Endorphine frei. Sie können bei der Behandlung auch einen Tropfen Aromaöl verwenden, etwa Rosen- oder Lavendelöl, oder Massageöle wie White Flower oder Kwang Loong. Die beiden letztgenannten Öle erhalten Sie in chinesischen Kräutergeschäften und vielen Naturkostläden. Sie enthalten Kampfer und sollten deshalb nicht in Augennähe verwendet werden. Das Öl befreit den Körper von der für Verspannung und Kopfschmerzen verantwortlichen Wind-Energie.

WIE DIE RICHTIGE ERNÄHRUNG IHREN AUGEN HILFT

Jedes Augenproblem mindert unsere Schönheit. Um es auszugleichen, braucht man mehr als eine neue Lidschattenfarbe oder einen Abdeckstift. Als Erstes sollten Sie Ihre Ernährung umstellen. Nahrungsmittel, die Leber, Nieren und Gallenblase wieder ins Gleichgewicht bringen, sind auch hervorragend für die Augen.

Versuchen Sie, die Fettmenge in Ihrer Nahrung zu reduzieren und den Alkoholkonsum einzuschränken. Das entlastet die Leber und fördert den Chi-Fluss. Wenn Sie der Leber die Arbeit erleichtern und diese und die Gallenblase stärken wollen, sollten Sie täglich vier bis fünf kleinere Mahlzeiten zu sich nehmen. Vor dem Schlafengehen am besten nichts mehr essen. Die Organe haben dadurch Zeit zum Ausruhen und Regenerieren. Nehmen Sie von der folgenden Liste möglichst viele Nahrungsmittel in Ihren Speiseplan auf.

NAHRUNG FÜR GESUNDE AUGEN

- **Obst und Nüsse**: Äpfel, Brombeeren, Datteln, Feigen, Pampelmusen, Weintrauben, Zitronen, Melonen, Orangen, Papayas, Birnen, Ananas, Pflaumen, rote und schwarze chinesische Datteln, Mandarinen.

- **Gemüse**: Adzuki-Bohnen, Bohnensprossen, Rüben, Bittermelonen, Brokkoli, Karotten, Stangensellerie, Chicorée, Gurken, Löwenzahnblätter, Knoblauch, Ingwer, grüne Bohnen, Linsen, schwarze Bohnen, Limabohnen, Lotuswurzeln, Zwiebeln, Spinat, getrocknete Erbsen, Wasserkastanien, Brunnenkresse.
- **Körner und Samen**: Gerste, schwarzer Sesamsamen, brauner Reis, Hirse, Klebreis, Weizenkeime, Weizenkleie, Vollkornbrot.
- **Eiweiß**: Venusmuscheln, Fisch (besonders weißfleischiger, fettarmer Fisch wie Kabeljau, Schellfisch und Scholle), Tofu.
- **Sonstiges**: Zimtstange, Chrysanthemenblüten, Geißblattblüten, Süßholzwurzel, Oolong-Tee, Nesseltee, Pfefferminztee, Wolfberrys.

Meiden Sie:
Schwarzen und weißen Pfeffer, Käse und andere Milchprodukte, Senfgrün, Sternanis, raffinierten Zucker, zuckerhaltige Lebensmittel und Getränke.

MODELGEFLÜSTER

Geschwollene Augen verraten, dass Sie etwas falsch machen. Aus meiner Zeit als Model, als ich um die ganze Welt flog und rund um die Uhr arbeitete, kenne ich noch einige hilfreiche Tricks. Am beliebtesten war dieser: Zehn Minuten lang mit einer Gurkenscheibe auf jedem Auge auf einem Sofa liegen. Viele Visagisten bewahren alkoholfreien Toner samt Wattebäuschen griffbereit im Kühlschrank. Kalte Kompressen wirken wahre Wunder. Die restlichen Schwellungen zauberten sie mit einem Abdeckstift (Concealer) fort, der nur etwas heller als die eigene Hautfarbe sein sollte. Jetzt konnten die Scheinwerfer mit ihrem harten Licht keine verquollenen Augen mehr entdecken.

Hier ein paar weitere Tipps, wie Sie Schwellungen reduzieren können:

- Trinken Sie abends nicht allzu viel Wasser oder andere Flüssigkeiten. Wasser ist überaus wichtig für unsere Schönheit, aber es sollte morgens und nachmittags getrunken werden.

- Legen Sie sich ein großes Kopfkissen zu; es spielt keine Rolle, ob hart oder weich. Ich persönlich mag Gänsedaunenkissen, aber vielleicht ziehen Sie Schaumstoff den Federn vor, oder Sie wollen auf einem Buchweizenkissen schlafen. Wichtig ist allein, dass unser Kopf angenehm und entspannt liegt. Zusätzlich sollten Sie auf oder unter Ihr Kissen einen Baumwollbeutel mit getrockneten Chrysanthemenblüten legen. Sie werden es spüren: Morgens wachen Sie frisch und mit klaren Augen auf.
- Was ebenfalls hilft: eine Tasse Chrysanthemen- oder grünen Tee zubereiten. Abkühlen lassen. Wattebausch damit anfeuchten und auf die Augen legen. Das entspannt die Augen und lässt Schwellungen abklingen.

AUGENNAHRUNG

Am besten entgiftet Bittermelone die Leber. Sie ist in vielen Asia- und auch in Gemüseläden erhältlich. Die Bittermelone ist, wie der Name schon sagt, recht bitter, aber man kann sich daran gewöhnen. Mir schmeckt sie, während die meisten meiner westlichen und auch einige meiner chinesischen Freunde sie nicht mögen.

Hier ein Trick, wie Sie die Bitterstoffe beseitigen können: Bittermelone waschen, in Scheiben schneiden und fünf Minuten lang in kochendem Wasser ziehen lassen. Herausnehmen, abtropfen lassen und in kaltes Wasser geben. Erneut abtropfen lassen und in eine Glasschüssel geben. Scheiben mit Salz bestreuen und fünfzehn Minuten lang ziehen lassen. Salz mit kaltem Wasser abspülen. Scheiben auf einem Papierhandtuch trocknen. Die Bittermelonen schmecken nun vorzüglich in Salaten und Suppen.

Sollte ich Sie immer noch nicht überzeugt haben, können Sie auch die gewöhnliche Gartengurke nehmen, die ebenfalls die Augen klärt und die Leber entgiftet.

Weil einige das schwer verdauliche Enzym der Gurke nicht vertragen, empfiehlt sich folgende Bearbeitung: Gurke schälen, in Scheiben schneiden und in eine Glasschüssel geben. Dann Eiswürfel hineinlegen sowie eine viertel Tasse Salz darüberstreuen. Nach fünfzehn Minuten Eiswürfel und Wasser abgießen und überschüssiges Salz mit kaltem Wasser abspülen. Gurkenscheiben auf Papierhandtüchern trocknen lassen und nach Belieben in Salaten oder Suppen verwenden.

Perlpuder-Milch (Yin)

Die Verwendung von Perlpuder mag Ihnen exotisch vorkommen, aber die meisten Asiatinnen tragen ihn wie den Lippenstift ständig mit sich herum.

Dieser Puder besteht tatsächlich aus gemahlenen Perlen und sorgt für Glanzeffekte auf Gesicht und Dekolleté.

Zusammen mit der Milch hilft es besonders bei übermäßiger Schleimabsonderung in den Augenwinkeln. Die Perlpuder-Milch ist ein köstlicher Gute-Nacht-Drink.

Für ein Getränk nehmen Sie:
1/4 Liter heiße Milch
1/4 Teelöffel Perlpuder (siehe Anmerkung)
Honig nach Belieben

Heiße Milch und Perlpuder in ein Glas geben und gut verrühren. Nach Belieben Honig zugeben.

ANMERKUNG: Perlpuder bekommen Sie in den meisten Asia-Märkten.

Suppe aus Huhn, Karotten und Wolfberrys (Yin/Yang)

Karotten und Wolfberrys sind wahre Augenkräftiger. Ich kenne keine besseren. Und Hühnerfleisch schmeckt nicht nur gut, es ist auch ein natürlicher Magenheiler. Diese Suppe gehört zu den erklärten Lieblingsgerichten meiner Familie. Ich bin sicher, dass sie auch Ihnen schmecken wird.

Für vier bis sechs Portionen (als Hauptgericht) nehmen Sie:
1 Huhn (3–4 Pfund schwer) oder
4 ganze Hühnerbrüste
2 mittelgroße Karotten, geschält und in 1–2 cm lange Stücke geschnitten
1 große Zwiebel, grob gehackt
6–8 Knoblauchzehen, geschält und zerquetscht

2,5 cm Ingwer, geschält und halbiert
3 Esslöffel Wolfberrys, getrocknet (siehe Anmerkung)
2 Esslöffel Sojasoße
Salz und Pfeffer nach Belieben

Das Huhn häuten. Haut in 2,5 cm große Stücke schneiden. Falls Sie möchten, Fleisch von den Knochen lösen. Eine mit Knochen gekochte Hühnersuppe ist jedoch nahrhafter.

Huhn, Karotten, Zwiebel, Knoblauch, Ingwer und Wolfberrys in einen großen Emailletopf geben. Sechs bis acht Tassen Wasser hinzufügen (oder so viel, dass alle Zutaten bedeckt sind). Wasser zum Kochen bringen, dann auf mittlere Hitze reduzieren. Topf zudecken. 45 bis 60 Minuten lang kochen lassen, bis das Hühnerfleisch weich ist. Sojasoße und nach Belieben Salz und Pfeffer hinzugeben. Umrühren.

Anmerkung: Getrocknete Wolfberrys gibt es in Asia- und Naturkostläden.

Kapitel 9

DAS RICHTIGE MAKE-UP

Farbe und Pflege für den perfekten Auftritt

Sie haben längst bemerkt, dass *Das Tao von Körper und Seele* kein übliches Schönheitsbuch ist. Natürlich verrate ich Ihnen ein paar von den Geheimnissen, die ich als Exmodel und Inhaberin eines Beauty-Salons gelernt habe. Doch darum geht es mir nicht. Ich möchte Ihnen zeigen, dass Sie bereits schön sind und dass Kosmetik lediglich eine Methode ist, diese Schönheit sichtbar zu machen.

Im *Tao von Körper und Seele* will ich Sie nicht dazu animieren, stapelweise Kosmetikprodukte zu kaufen. Sie sollen vielmehr selbst herausfinden, womit Sie am besten aussehen. Glauben Sie nicht, dass Sie umso schöner werden, je mehr Cremes, Lotions oder Lidschatten Sie erstehen. Sie brauchen als Grundlage vor allem eine gesunde, strahlende Haut. Und diese Haut bekommen Sie, wenn der Körper im Gleichgewicht ist.

Die inneren Organe, besonders Leber und Nieren, müssen gesund sein, ehe sich die natürliche Schönheit zeigt.

Ich kenne keine Frau, die nicht als Kind mit dem Make-up ihrer Mutter experimentiert hätte. Das muss etwas mit den weiblichen Genen zu tun haben. Obwohl die Model-Tage längst hinter mir liegen, liebe ich Make-up noch ebenso wie früher. Ich mag die Farben, Cremes und schönen Düfte, weil sie mich innerlich und äußerlich aufbauen, mir neues Selbstbewusstsein schenken, wenn es mir nicht gut geht.

Aber ich benutze nur einen Bruchteil der Verschönerungsmittel, die Sie bei einem Model oder einer Beauty-Salon-Besitzerin vermuten würden. Ich habe viele Produkte aussortiert und nur noch wenige wirksame behalten. Auch Sie können sich das Leben leichter machen, wenn

Sie die schon seit Ewigkeiten ungenutzt herumstehenden Artikel entfernen. Nach einiger Zeit sollte man Cremes oder Mascaras ohnehin nicht mehr benutzen. Sie sind dann nicht mehr effizient, sie sind unhygienisch oder klumpen nur. Also weg damit! Sofort!

WAS IST DAS RICHTIGE FÜR SIE?

Sobald Sie die für Sie passenden Make-up-Produkte gefunden haben, sollten Sie eine Pflegeroutine entwickeln und diese dann die nächste Zeit beibehalten. Meistens haben wir aus den verschiedensten Gründen viel Geld fürs falsche Make-up ausgegeben: weil es modisch oder eine günstige Gelegenheit war oder weil die Verkäuferin es empfohlen hat. Ich werde Ihnen zeigen, welches Make-up für Sie tatsächlich perfekt ist.

Zu Beginn meiner Model-Karriere, kurz vor meinem zwanzigsten Lebensjahr, glaubte ich, nur ganz bestimmte Farben tragen zu können. Dieser Glaube wurde im Laufe der Zeit widerlegt. Visagisten und Mode-Stylisten überzeugten mich, dass ich die gesamte Farbpalette auflegen konnte, obgleich ich der Meinung war, dass mir einige Farben besser standen als andere.

Die richtige Farbe für Ihr Make-up finden Sie in der Farbgruppe, die am besten zu Ihrer Haut-, Augen- und Haarfarbe passt. Um ein Gefühl für kosmetische Farben zu bekommen, sollten Sie Farben in zwei Familien einteilen: die kühle oder Blau-Pink-Familie (die Yin-Farben) und die warme Gelb-Gold-Familie (die Yang-Farben). Sie befinden sich am jeweils entgegengesetzten Ende des Farbspektrums; die neutrale Farbgruppe liegt in der Mitte.

Jede Farbe wiederum kann einen kühlen Yin- oder einen warmen Yang-Ton besitzen. Nehmen wir zum Beipiel die Farbe Rot. Rot mit ein wenig Blau vermischt – wie Himbeere, Mauve oder Pink – gehört zur kühlen Yin-Seite. Rot mit einer Spur Gelb vermengt – man denke an die Farbe von Ziegelsteinen, Korallen und Pfirsichen – gehört zur warmen Yang-Seite. Reines, unvermischtes Rot ist neutral.

Doch bevor ich Sie völlig verwirre, erkläre ich Ihnen mein Farbvokabular:

- *Farbe* bezeichnet die Pigmentierung eines Objektes. Beispiel: Rot, Braun.
- *Schattierung* bezeichnet den Grad der Dunkelheit oder Helligkeit dieser Farbe. Beispiel: Hellrot, Dunkelbraun.
- *Unterton* bezeichnet die Beschaffenheit, die Eigenart dieser Farbe. Beipiel: Rot mit einem gelben Unterton, Braun mit einer Nuance Violett.

Ganz klar ist, was mit Farbe gemeint ist: Rot, Blau, Grün, Schwarz und so weiter. Bei den Begriffen «Schattierung» und «Unterton» ist es nicht ganz so einfach. Mit einer Rotschattierung kann Dunkelrot, Rosenrot oder Pink gemeint sein, während der «Unterton» auf andere, in die Hauptfarbe hineinspielende Farben verweist.

So hat eine meiner Freundinnen einen olivfarbenen Teint. Trägt sie einen orangeroten Lippenstift, wird der grünliche Unterton der Haut derart betont, dass sie leidend wirkt.

Die Haare einer anderen Freundin sind dunkelrot wie bei einem Irish Setter, und ihre Porzellanhaut hat einen bläulichen Schimmer. Ihr Badezimmer ist voll von Lippenstiften, Rouge und Lidschatten, die ihr Verkäuferinnen aufgeschwatzt haben, die sie aber nur kränklich aussehen lassen. Schließlich hat sie gelernt, auf kühlen Yin-Farben zu bestehen, die zu ihrem bläulich reflektierenden Teint perfekt passen. Das heißt, die Yin-Farben komplementieren die Hautfarbe, anstatt sie zu bekämpfen. Bis dahin hatten die Verkäuferinnen ihr stets warme Yang-Farben wie Pfirsich, Orange und Rost aufgedrängt; Farben, die meistens mit rotem Haar in Verbindung gebracht werden, aber auf ihrer bläulich weißen Haut hart, fast grell wirkten. Natürlich gibt es rothaarige Frauen mit einem goldenen oder pfirsichfarbenen Hautunterton, die in Rost, Orange und Braun phantastisch aussehen.

Ähnlich wie bei dieser Freundin weist der cremebeige Teint einer meiner Kundinnen intensive bläuliche Untertöne auf. Ihr großes Problem war, dass sich auf ihren Lippen fast alle Rottöne in ein Purpur oder ein grünliches Braun verwandelten. Ich riet ihr, den bläulichen Hautschimmer mit einer gut deckenden Grundierung zu neutralisieren, die sie vom Haaransatz bis zum Hals hinunter verteilen sollte. Jetzt erscheint ihre Haut klar, ohne irritierende Nuancen, sodass die gewählte Lippenfarbe auch tatsächlich zur Geltung kommen kann. Doch denken Sie daran: Lippenstifte wirken wegen der unterschiedlichen Pigmentierung der Lippen bei jeder Frau grundsätzlich anders.

In der folgenden Tabelle werden die kühlen und die warmen Seiten verschiedener Make-up-Farben miteinander verglichen. Vielleicht erkennen Sie keinen Unterschied. Türkis und Jade, ein helles Pink und ein zarter Pfirsichton mögen sich auf den ersten Blick ähneln, aber Pink und Türkis besitzen eindeutig kühle Untertöne, während die von Pfirsich und Jade entschieden warm sind.

KÜHLE UND WARME MAKE-UP-FARBEN

Kühle (Yin-)Farben	Warme (Yang-)Farben
Kirschrot	**Ziegelrot**
Purpur	**Magenta**
Pink	**Pfirsich**
Hellblau	**Aquablau**
Türkis	**Jade**
Zitronengelb	**Bananengelb**
Waldgrün	**Grasgrün**
Weiß	**Elfenbeinweiß**
Grau	**Beige**

MAKE-UP-ROUTINE

Um die richtige Farbgruppe zu finden, sollten Sie sich als Erstes mit Ihrer Haut-, Augen- oder Haarfarbe befassen. Weist Ihr Teint einen pinkfarbenen oder bläulichen Unterton auf, gehören Sie der kühlen Yin-Gruppe an, tendiert er zum Gelblichen oder Olivfarbenen, sind Sie wahrscheinlich in der warmen Yang-Gruppe zu Hause.

Falls Sie nicht sicher sind, welcher Farbfamilie Sie angehören, sollten Sie die Haare aus dem Gesicht kämmen und es eingehend in einem gut beleuchteten Spiegel betrachten. Legen Sie sich ein weißes Handtuch auf die Brust, damit sich keine störenden Farben auf dem Gesicht widerspiegeln. Dann schauen Sie sich Ihre Augen genau an. Jedes Auge, ob blau, braun oder grün, hat goldene, silberne, kupferfarbene, blaue, haselnussbraune, rote, gelbe oder grüne Einsprengsel. Dadurch verfügen Sie über eine unglaubliche Farbvielfalt, mit deren Hilfe Sie Ihre Schönheit steigern können.

Eine meiner Salon-Kundinnen benutzte weder Lidschatten noch Eyeliner, weil diese, wie sie behauptete, ihre blauen Augen stumpf und grau aussehen ließen. Auf die Frage nach den Farben, mit denen sie herumexperimentiert hatte, antwortete sie: «Blaugrau und Schiefergrau.» Kein Wunder. Sie benutzte zwei modische Schattierungen jener Farbe, die zu sehr dem Blau ihrer Augen ähnelten. Folglich wirkten diese farb- und leblos. Ich empfahl ihr einen Lidschatten in Goldrosa, der mit den honigfarbenen Einsprengseln in ihren Augen korrespondierte, und Eyeliner und Mascara in einem warmen Mahagoniton. Das Ergebnis war verblüffend. Ihre Augen strahlten voller Lebensfreude. Die Goldtöne hoben die Einsprengsel hervor, die wiederum das Blau ihrer Augen betonten.

Sie können auch einen Blick in den Kleiderschrank werfen, um Ihre Farbfamilie herauszufinden. Kleider sagen eine Menge über uns aus. Naturgemäß neigen wir zu den Farben, in denen wir uns wohl fühlen und von denen wir wissen, dass sie uns gut stehen. In Betracht kommen nur die Kleider, die Sie wirklich anziehen. Tragen Sie eher Marineblau, Saphirblau oder Purpur, also die kühlen Yin-Farben? Oder überwiegen in Ihrer Garderobe eher Braun, Gelbbraun, Orange- und Rottöne, die warmen Yang-Farben?

Falls Sie immer noch nicht sicher sind, welcher Farbfamilie Sie angehören, halten Sie nacheinander eine weiße und eine elfenbeinfarbene Bluse ans Gesicht (oder zwei Stoffstücke in den entsprechenden Farben). Lässt eine der beiden Farben Sie besser aussehen als die andere, dann wissen Sie, zu welcher Farbfamilie Sie gehören. Reines Weiß besitzt einen bläulichen, kühlen, Elfenbein einen warmen, gelblichen Unterton.

An manchen Tagen können Sie je nach Stimmung oder körperlicher Verfassung zwischen den Farbfamilien wählen. Aber seien Sie vorsichtig! Die extremen Farbtöne an den beiden Enden der Farbskala sind grundsätzlich zu vermeiden. Ich selbst trage sie nie. Mit welchen Farben Sie sich schminken, hängt ebenso vom persönlichen Lebensstil wie von Ihrem Wohlbefinden ab. Falls Sie abends ins Theater oder in ein Restaurant gehen, fühlen Sie sich möglicherweise mit kräftigen, theatralischen Make-up-Farben bestens. Arbeiten Sie jedoch tagsüber in einer Buchhandlung oder in einem konservativen Büro (in einer Kreativ-Agentur sieht es damit schon anders aus), sind Ihnen wahrscheinlich zarte, natürliche und neutrale Farben lieber.

Meiner Meinung nach kann jede Frau Farben aus beiden Gruppen tragen. Allein wichtig ist, immer nur Töne aus einer Farbfamilie aufzulegen: entweder kühle Yin-Farben oder warme Yang-Farben. Tragen Sie zum Beispiel ein rosarotes Rouge (Yin) und einen Lippenstift in einem hellen Koralleton (Yang) und dazu grauen Lidschatten (Yin), wirkt das Gesamtergebnis clownesk, besonders bei einer cremebeigen Grundierung.

Krankheit lässt die Hautuntertöne übrigens deutlicher hervortreten. Eine Salon-Kundin bat mich kurz nach einer Knieoperation um eine Beratung. Mary klagte, sie sei es leid, langweilig und fade auszusehen. Ihre grünlich gelb schimmernde Haut wirkte tatsächlich matt und leblos. Wir sprachen über die Medikamente, die sie nehmen musste. Ich erklärte ihr, wir sollten bei der Auswahl neuer Make-up-Farben bedenken, dass sich vermutlich auch ihre Hautfarbe ändern würde, sobald sie wieder ganz gesund wäre. Ich schlug vor, erst nach dem Absetzen der Medikamente über eine andere Make-up-Palette zu sprechen. Nach sechs Wochen betrat Mary lächelnd meinen Salon. «Sie hatten Recht», sagte sie. «Ich sehe mit meinen herkömmlichen Farben nicht mehr aus wie ein grüner Alien.»

Marys Körper war nun im Gleichgewicht, die bläulichen Hautuntertöne wurden nicht mehr von jener Gelbfärbung überdeckt, die von einer unausgeglichenen Leber herrührte. Jetzt, mit ihrem wiedergewonnenen Yin-Teint, konnte ich mühelos ein passendes Make-up für sie zusammenstellen.

FARBENSPIEL

Lippenstiftfarben aus der kühlen Yin-Familie tragen meist englische Bezeichnungen wie Pink, Rosé, Mauve, Plum (Pflaume), Ruby (Rubinrot), Sherry, Roseberry (Hagebutte), Raspberry (Himbeere), Wine (Wein) und Magenta. Lippenstifte aus der warmen Yang-Familie haben Namen wie Brandy, Peach (Pfirsich), Coral (Koralle), Crimson (Karmesinrot), Mocha (Mokka), Persimmon (Persimone), Russet (Rostbraun), Cognac, Toffee, Cappuccino, Terrakotta, Brick (Ziegelsteinrot), Nectarine oder Ginger (Ingwer).

Es gibt noch eine weitere Möglichkeit zu erfahren, welcher Farbfamilie Sie angehören. Dazu tragen Sie die Grundierung auf, die Sie am besten aussehen lässt. Die richtige Foundation geht nahtlos in die eigene Hautfarbe über und hinterlässt keine auffälligen Übergänge und Ränder zwischen Gesicht, Haaransatz und Hals. Sie steht in keinem Kontrast zur Haarfarbe und lässt die Augen strahlen. Achten Sie auch auf die Bezeichnung des Produktes: «Pfirsich» oder «Bronze» weisen höchstwahrscheinlich auf eine Yang-Grundierung hin, bei «Rosé» oder «Pink» handelt es sich um eine Yin-Grundierung.

Jede Frau kann, bis auf wenige Ausnahmen, alle Farben tragen. Entscheidend ist die Schattierung. Eine kühle Yin-Frau trägt, wenn sie sich zu einem Rotton entschließt, am besten eine Himbeer- oder Wassermelonenschattierung, also ein Rot mit bläulichem Unterton. Eine warme Yang-Frau sieht am besten in einer Orange- oder Ziegelrot-Schattierung aus, also in einem Rot mit einem Yang-Unterton.

MEHR ÜBER HAUTTÖNE

Also: Haut- und nicht Haarton sollte die Wahl Ihrer kosmetischen Farben bestimmen. Sie brauchen sich nur Cybill Shepherd anzuschauen. Sie ist die klassische Blondine mit einem goldgelben Hautton. Ein Make-up in Aprikose-, Chartreuse- und Sonnengelbschattierungen sieht an ihr fabelhaft aus. Candice Bergen dagegen ist eher der Typ der kühlen Blondine, die in Mittelblau- und Grüntönen noch hübscher wirkt. Warme Make-up-Farben würden auf ihrer Haut grell wirken, während ein pinkfarbenes oder rosarotes Rouge die natürliche Wangenfarbe betont.

Meine Sicht auf Farben ist eher ungewöhnlich, deshalb noch weitere Anregungen und Tipps:

- Einen natürlichen und soften Look kreieren Sie, wenn Sie nur Farben aus Ihrer Farbgruppe verwenden.
- Möchten Sie dramatisch und glamourös wirken, können Sie wählen: Entweder Sie verwenden äußerst intensive Schattierungen aus Ihrer Gruppe oder konzentrieren sich auf die konträren Farben der anderen Familie.
- Achten Sie, wie schon gesagt, immer darauf, dass Sie in einer Farbfamilie bleiben: Yin-Foundation mit Yin-Rouge, Yin-Lidschatten und Yin-Mascara. Oder Yang zu Yang. Eine Mischung aus beiden Gruppen lässt Sie eher schrill als glamourös aussehen.

Ganz gleich, welche Farben Sie auch wählen, Ihr Gesicht sollte dabei transparent und klar, nicht zugekleistert wirken. Erinnern Sie sich noch an die Disco-Kriegsbemalung der siebziger Jahre, an die stark betonten Wangen und überschminkten Augen? Diese Make-up-Techniken kehren zwar immer wieder, aber wir müssen sie ja nicht zwanghaft nachmachen.

Heute wenden wir Make-up an, um unsere schönen Seiten zu betonen. Wir möchten frisch und gesund aussehen und nicht wie eine überpuderte Puppe herumlaufen. Manche Models werden vor Mode- und Kosmetikaufnahmen stark geschminkt, um einen ganz bestimmten Look auszudrücken. Aber auch Models verzichten im Alltag auf diese dicken Farbschichten. Ebenso arbeiten immer mehr Visagisten mit neutralen Schattierungen, um die natürliche Schönheit einer Frau herauszuarbeiten. Wussten Sie eigentlich, dass achtzig Prozent der jedes Jahr von Beauty-Häusern vorgestellten Farbtöne nur in einer Saison zu kaufen sind und niemals in das Basisprogramm aufgenommen werden? Sie passen in ein saisonales, auf der europäischen Mode aufgebautes Konzept, sind aber für viele Frauen im täglichen Leben nicht tragbar. Die meisten Make-up-Farben, die ich als Model trug, machten mich zirkusreif. Im Alltag hätte ich sie nie getragen.

Denken Sie daran: Der Laufsteg ist nicht die Straße, und eine Modenschau ist nur eine Schau, nicht das wirkliche Leben.

MAKE-UP-TIPPS EINES MODELS

- Vor dem Applizieren des Lidschattens einen cremigen Abdeckstift als Grundierung auf die Lider geben. Dadurch hält das Augen-Make-up länger.
- Flüssige Teint-Grundierung und Abdeckstift nur sparsam verwenden, sonst werden Hautunebenheiten und Fältchen eher betont.
- Nur Abdeckstifte in dem Ton der Foundation verwenden (höchstens eine Nuance heller). Achten Sie darauf, dass die Grundierung zur gleichen Farbfamilie gehört wie Ihr Teint.
- Loser Puder saugt unerwünschte Feuchtigkeit auf. Aber übertreiben Sie es nicht. Bei einem Überschuss klumpen sich die Puderpartikel in den Fältchen zusammen.
- Meiden Sie Glitzer- und Perlmuttpartikel beim Augen-Make-up. Sie «rutschen» in die Lidfalten ab und lassen das gesamte Auge schwer aussehen.
- Nicht zu viel Eyeliner auftragen. Dicke, dunkle Kajalstriche auf Ober- und Unterlid wirken eher streng als schön und verführerisch.
- Öffnen Sie Ihre Augen optisch, indem Sie hellen Lidschatten oder einen Highlighter auf die Außenseite des oberen Augenlides bis unter die Braue auftragen.
- Hände weg von grünen, blauen oder anderen dunklen Lidschatten. Diese Farben sind zu intensiv. Lidschatten sollte die Augen betonen, nicht sich selbst.
- Für einen natürlichen Look sollten Sie Lidschatten- und Rougefarben wählen, die zum Unterton Ihrer Haut passen.
- Wählen Sie Farben, die Ihren Teint wärmer wirken lassen oder aufhellen – zum Beispiel ein Rouge in goldfarbenem Gelbbraun (wenn Sie ein Yang-Typ sind) oder rosarotem Pink (bei Yin-Typen). Tragen Sie Ihr Make-up mit den Fingerspitzen oder einem Pinsel auf, immer in Aufwärts- oder Seitwärtsbewegungen. Abwärtsbewegungen lassen Sie müde erscheinen.
- Rouge ist eine Sache der Ausgewogenheit. Die Farbe sollte sich an keiner Stelle konzentrieren. Also sorgfältig verwischen! Das Ziel besteht darin, dem ganzen Gesicht einen sanften Schimmer zu verleihen. Niemand soll auf die Idee kommen, Sie hätten der Natur nachgeholfen.
- Hier das Geheimnis eines schnellen «Face-Liftings»: Geben Sie auf die untere Augenpartie und oberhalb der «Lachfältchen», unter der Nase und um den Mund eine hel-

lere Grundierung als gewöhnlich. Dann die gewohnte Foundation auftragen. Dadurch bekommen Sie ein makelloses Gesicht. Anschließend einen ganz dünnen Lidstrich den oberen Wimpernrand entlang ziehen. Das lässt die Wimpern dichter erscheinen. Die oberen Wimpern mehrmals tuschen, auf die unteren nur einen Hauch von Farbe geben (Überschuss oder Klümpchen mit einem Wimpernkämmchen oder einem Wattebausch entfernen).

- Ihre Lippen wirken voller und sinnlicher, wenn Sie auf die Unterlippenmitte ein wenig silberfarbenen (Yin) oder goldfarbenen (Yang) Lippenstift geben.

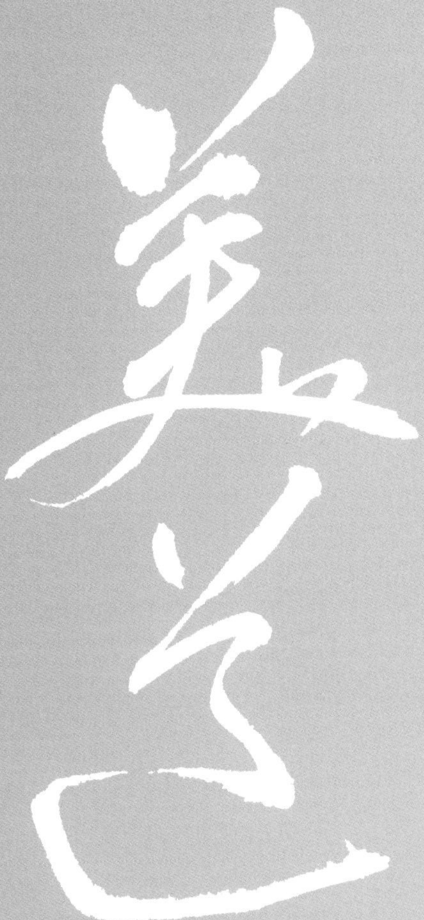

DAS TAO ZUR KÖRPERHARMONIE

Kapitel 10

ENERGIEFÖRDERNDE ÜBUNGEN

Qi Gong ist das perfekte Anti-Aging-Programm

Bewegungsübungen sind ein wichtiger Teil aller Schönheitsprogramme, und für das chinesische Beauty-Wellness-System sind sie unerlässlich. Ich bestehe nicht darauf, dass meine Salon-Kundinnen ähnlich intensiv trainieren wie ich, aber ich empfehle ihnen eine Reihe wirksamer Atemübungen und damit verbundene Bewegungen aus einer alten chinesischen Praxis, die Qi Gong genannt wird.

Qi (Chi) bedeutet «Energie» oder «innere Energie», auch «Atem». *Gong* kann mit «Arbeit», «Körperbewegung» oder «Übung» übersetzt werden. Beim Qi-Gong-Training werden langsame und präzise Bewegungen mit einer kontrollierten und tiefen Atmung kombiniert. Dadurch werden all jene Energieblockaden aufgelöst, die zu einem Blut- und Chi-Stau führen könnten. Ziel des Qi Gong ist es, das Chi-Gleichgewicht zu bewahren oder wiederherzustellen. Insgesamt wird dadurch das energetische System des Lebens gestärkt.

Qi Gong entstand vor Tausenden von Jahren als ritueller Heiltanz von taoistischen Mönchen, der zur Läuterung und zum Schutz des Körpers bestimmte Atemübungen und Bewegungen integrierte. Von meiner Mutter habe ich folgende konfuzianische Weisheit gelernt: «Fließendes Wasser steht niemals still. Die Scharniere einer benutzten Tür rosten niemals. Darin liegt der Sinn von Bewegung. Das gleiche Prinzip gilt für Energie. Bewegt sich der Körper nicht, kommt der Chi-Fluss zum Stocken und die Energie stagniert.» Auf diesem Prinzip basiert auch Qi Gong.

Über die Jahrhunderte wurden uns mündlich oder schriftlich Hunderte von unterschiedlichen Qi-Gong-Formen überliefert. «Das Spiel der fünf Tiere», eine der frühesten Qi-Gong-

Übungen, basiert auf der Beobachtung von Tieren und ihren Bewegungen. So ähneln einige Schulterübungen den Bewegungsabläufen von Bären; eine Armübung ahmt den Flügelschwung der Vögel nach und die Beinübungen den Sprung des Tigers. Auch Drachen und Schlangen dienten als Vorbild.

Fast alle Qi-Gong-Praktiken beginnen mit einer Übung, die als «Haltung des Pferdes» bekannt ist. Dazu stellen Sie sich gerade hin, das Gewicht gleichmäßig auf beide Beine verteilt, die Füße leicht gespreizt. Die Knie sollten entspannt und ein wenig gebeugt sein, die Arme locker an den Seiten herunterhängen.

Qi Gong ist von vierfachem Nutzen: Es schenkt Ihnen Gesundheit und Wohlbefinden, ein langes Leben, Kampfgeist und spirituelle Erleuchtung. Wie bei vielen taoistischen Übungen führen auch beim Qi Gong viele Wege zum Ziel. Der Einfachheit halber werden wir uns nur mit jenen Übungen befassen, die Schönheit und Gesundheit fördern. Sie bilden nur eine kleine Auswahl aus dem Katalog der zahlreichen Qi-Gong-Übungen, die den Körper sowohl innerlich als auch äußerlich trainieren.

QI GONG FÜR FRAUEN

Die folgenden Qi-Gong-Übungen sind besonders für Frauen geeignet, die sich Jugendlichkeit und Vitalität bewahren und ihre Lebensenergie so weit wie möglich steigern möchten, ohne dafür viel Zeit aufzuwenden.

Die Übungen sind einfach und sollten, sobald Sie sie beherrschen, insgesamt nicht mehr als dreißig Minuten am Tag in Anspruch nehmen.

Mein Qi-Gong-Programm umfasst fünf Wochen. In der ersten Woche zeige ich Ihnen, wie Sie Ihr Lungen-Chi stärken können. In der zweiten Woche wird auf dieser Lungenübung aufgebaut und eine Übung für die Leber hinzugefügt. In der dritten Woche wird das Programm um eine Übung für die Nieren erweitert. In der vierten Woche werden die drei vorangegangenen Übungen mit einer Herzübung kombiniert. In der fünften Woche kommt zu den vier Übungen eine Übung für die Milz hinzu. In der sechsten Woche sollten die fünf Qi-Gong-Techniken bereits ein fester Bestandteil Ihres Beauty-Wellness-Programms sein. Wahrscheinlich spüren Sie um diese Zeit bereits die wohltuenden Auswirkungen des Trainings.

Die von mir ausgesuchten Qi-Gong-Übungen können, je nach körperlicher Verfassung, im Sitzen oder im Stehen ausgeführt werden. Falls Sie bei den Übungen sitzen möchten, tun Sie es. Schließlich soll Qi Gong Ihre Energie steigern und Sie nicht erschöpfen.

GRUNDREGELN VOR DEM TRAINING

Hier noch einige wichtige Grundregeln, die Sie unbedingt beachten sollten:

1. Auf keinen Fall sollten Sie trainieren, wenn Sie sich unwohl fühlen, selbst wenn Sie nur leicht erkältet sind. Da Qi Gong den Chi-Fluss im Körper stimuliert, kann dadurch Stress aufgebaut werden, der die Regeneration verzögert.
2. Qi Gong sollte einmal täglich trainiert werden, vorzugsweise am Morgen. Zu dieser Tageszeit ist Ihr Kopf noch relativ frei von belastenden Gedanken und Sie sind entspannter. Mit einem klaren und ruhigen Geist lässt sich der Atem besser kontrollieren.
3. Trainieren Sie nicht während der Menstruation. Die Qi-Gong-Übungen können sehr starke Blutungen auslösen.
4. Machen Sie Ihre Übungen weder mit leerem noch mit vollem Magen. Nach einer Hauptmahlzeit warten Sie zwei Stunden, nach einer leichten Zwischenmahlzeit eine Stunde, bevor Sie mit den Übungen beginnen.
5. Um bei diesem intensiven Training die besten Ergebnisse zu erzielen, sollten Sie Ihren Körper mit wertvoller Nahrung unterstützen: Essen Sie in diesen Wochen viel frisches Obst, Gemüse und Vollkornbrot. Meiden Sie Gebratenes und Milchprodukte. Achten Sie generell darauf, nicht zu viel zu essen.
6. Vor Trainingsbeginn sollten Sie die Blase entleeren. Gehen Sie nicht sofort nach den Übungen auf die Toilette, selbst dann nicht, wenn Sie das dringende Bedürfnis dazu verspüren sollten. Versuchen Sie fünf Minuten zu warten, damit der Körper Zeit hat, die durch das Training erzeugte Energie aufzunehmen.
7. Vor Übungsbeginn müssen Sie allen Schmuck ablegen und Gürtel und einengende Kleidung lockern. Alles, was Druck auf den Körper ausübt, kann das Atmen und den Energiefluss behindern.
8. Am besten tragen Sie weite Kleidung und bequeme Schuhe, in denen Sie sich ungehindert bewegen können.
9. Qi Gong sollten Sie auf keinen Fall nach dem Joggen oder einer anderen strapaziösen

Sportart üben. Nur ein gelassener, ausgeruhter Körper zieht Nutzen aus dem Programm.

10. Machen Sie Ihre Übungen niemals kurz vor dem Schlafengehen, da die Gefahr besteht, dass Sie danach nicht einschlafen können.
11. Beim Training sollten Sie weder erhitzte noch kalte Luft aus einer Klimaanlage einatmen. Bei extremen Temperaturen kann es zu einer übermäßigen Austrocknung der Lunge kommen.
12. Ein wenig frische Luft beim Training ist ideal, aber übertreiben Sie es nicht. Durch die Qi-Gong-Übungen werden Ihre Energie-Meridiane geöffnet. Training an einem zugigen Ort kann zu Wind- und Kälte-Problemen wie Blähungen, Gelenkschmerzen und starken Kopfschmerzen führen.
13. Beim Training sollten Sie ruhig und gelassen sein. Innerer Stress verbreitet während der Übungen potenziell negative Energie.
14. Beim Qi-Gong-Training sollten Sie sich auf die Atmung konzentrieren. Das beruhigt den Geist, öffnet das Herz und entspannt Körper und Seele.
15. Niemals unmittelbar nach dem Qi-Gong-Training duschen oder baden! Die Übungen bringen Sie ins Schwitzen, also öffnen sich die Poren. Lassen Sie dem nun kräftig kreisenden Chi Zeit, vom Körper aufgenommen zu werden. Wenn Sie dagegen nach dem Training duschen oder baden, können Feuchtigkeit und kalte Energie Ihren Körper attackieren. Sie müssen dann mit Krämpfen, Blähungen, Gelenkschmerzen, vaginalem Ausfluss und kalten Händen und Füßen rechnen. Meine jüngere Schwester hat eine solche Erfahrung gemacht. Sie besuchte Aerobic-Kurse im Fitness-Studio und joggte – zwei sehr aktive Yang-Trainingsarten –, als sie mit den Qi-Gong-Übungen begann. Eines Tages ging sie sofort nach dem Qi-Gong-Training unter die Dusche, wie sie es vom Aerobic-Kurs gewohnt war. Ein zweitägiges Fieber war das Ergebnis. Sie musste literweise Ingwertee trinken, bis ihr Körper wieder so warm wurde wie früher.

    Also besser eine halbe Stunde mit dem Duschen warten, bis die Poren wieder geschlossen sind.

DAS QI-GONG-BASISPROGRAMM

Qi Gong erfordert, wie ich bereits gesagt habe, Disziplin und Konzentration. In den folgenden fünf Wochen sollten Sie sich täglich Zeit für das Training dieser energiefördernden Bewegungen nehmen, am besten morgens nach einem kleinen Frühstück.

In der ersten Woche lernen Sie Ihre Basis-Übung kennen. Danach kommt jede Woche eine neue Übung hinzu, bis Sie nach fünf Wochen alle fünf Übungen kombinieren können.

EINSTIMMUNG IN DIE MACHT DES ATMENS

Haben Sie jemals auf Ihren Atem geachtet? Meiner Erfahrung nach schenken die meisten Menschen der Atmung keine Aufmerksamkeit, es sei denn, sie leiden an Asthma oder an einer anderen Erkrankung der Atemwege oder der Lunge. Es ist, als hätte der Mensch vergessen, seinem Atem zu lauschen.

Die Atmung ist eine wichtige Komponente des Qi Gong. Die folgenden Übungen zeigen Ihnen, wie Sie durch tiefe, ruhige Atemzüge Energie in den Körper ziehen können. Sie werden lernen, Zwerchfell und Bauchmuskeln als Pumpen zu benutzen, die die Lunge mit Luft füllen. Durch das tiefe Atmen wird Energie in die Meridiane gezogen und der Körper mit Chi angereichert. Atmen Sie durch die Nase ein, füllen Sie Ihre Lungen mit Luft, atmen Sie diese mit Hilfe der Bauchmuskeln durch den Mund wieder aus. Dabei sollten Sie je nach Übung einen bestimmten Laut ausstoßen.

Beim Qi-Gong-Training sollten stets Taschentücher in Reichweite sein. Gerade Anfänger müssen sich oft die Nase putzen – ein Zeichen, dass ihre Energie fließt.

Stellen Sie ein großes Glas mit gekühltem oder zimmerwarmem (doch niemals kaltem) Wasser griffbereit, um während der Pausen zwischen den einzelnen Bewegungen davon zu trinken. Der Fluss der Körperflüssigkeiten wird dadurch unterstützt.

ERSTE WOCHE

Die Lungenübung ist die elementare Chi-Übung.

Zielorgan der Bewegung: Die Lunge
Atemtechnik: Kräftig und tief durch die Nase ein- und ausatmen.

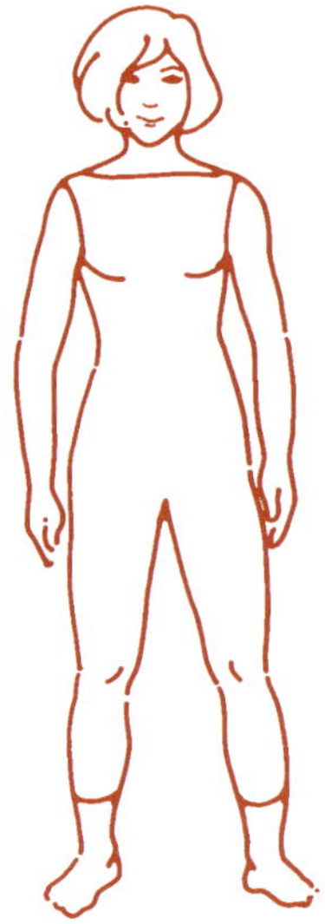

Schritt eins

Ablauf:

1. Gerade hinstellen, Beine leicht gespreizt, die Knie sind entspannt und ein wenig gebeugt. Gewicht so verlagern, dass es gleichmäßig auf beide Füße verteilt ist.
2. Schultern entspannen, Arme seitlich locker hängen lassen.
3. Arme seitlich bis in Schulterhöhe ausstrecken. Hände entspannen. Daumen nach oben, Handflächen nach vorne drehen. Das weitet Brustkorb und Lunge.
4. Tief durch die Nase einatmen, während Sie sich von der Taille ab vorbeugen und nach unten greifen, um einen Arm voll Energie zu schöpfen, dabei Hände zur Faust ballen. Aufrichten. Beim Aufrichten die Energie mit den Händen an den Körper drücken.
5. Die Ellbogen seitlich ausstrecken, die Fäuste in Brusthöhe halten, sodass sie sich «ansehen».
6. Die Fäuste erneut in Brusthöhe halten, sie dann aneinander gedrückt nach unten ziehen, um das Chi in den Rumpf zu pressen. Dabei tief durch die Nase atmen.
7. Zurück zur Anfangsposition.

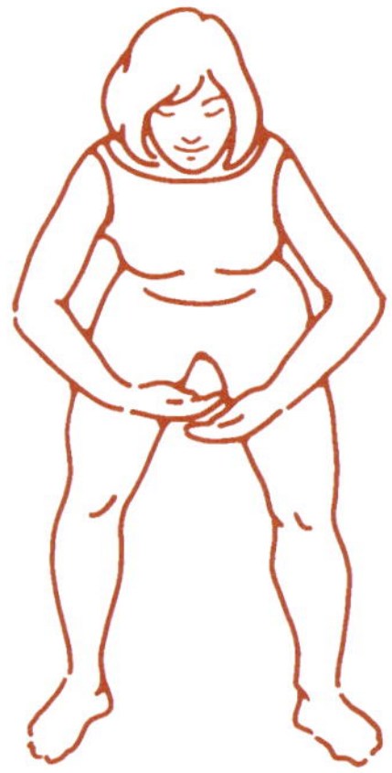

Schritt vier

Wochenprogramm: In der ersten Woche täglich sechs Abläufe durchführen. Falls nötig, nach jedem Durchlauf schluckweise Wasser trinken. Sobald Sie die Übung einmal beherrschen, dauert sie rund 15 Minuten.

ZWEITE WOCHE

Die Leberübung sollten Sie im Wechsel mit der in der ersten Woche gelernten Lungenübung kombinieren.

Zielorgan der Bewegung: Die Leber

Atemtechnik: Tief durch die Nase einatmen. Mit einem *Shhh*-Laut die Luft aus der Lunge treiben, um das der Leber entströmende Chi auszugleichen.

Ablauf:

1. Gerade hinstellen, Beine leicht gespreizt, die Knie sind entspannt und ein wenig gebeugt. Gewicht so verlagern, dass es gleichmäßig auf beide Füße verteilt ist.
2. Schultern entspannen, Arme seitlich locker herabhängen lassen.
3. Arme seitlich bis in Schulterhöhe ausstrecken. Hände entspannen. Daumen nach oben, Handflächen nach vorne drehen. Das weitet den Brustkorb und die Lunge.
4. Tief durch die Nase einatmen, während Sie sich von der Taille ab vorbeugen und nach unten greifen, um einen Arm voll Energie zu schöpfen, dabei Hände zu Fäusten ballen. Aufrichten.
   Beim Aufrichten die Energie mit den Händen an den Körper drücken.

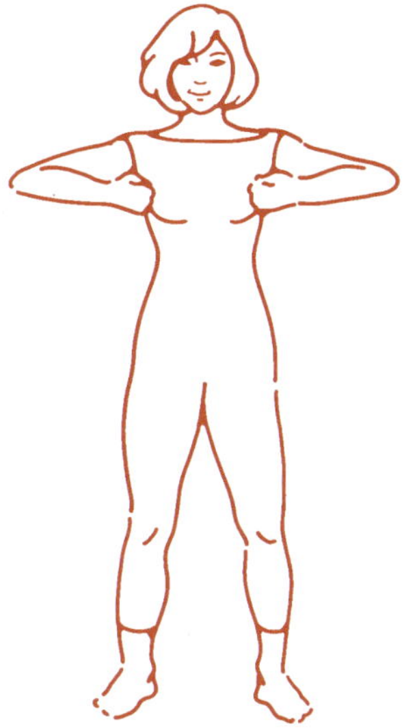

Schritt fünf

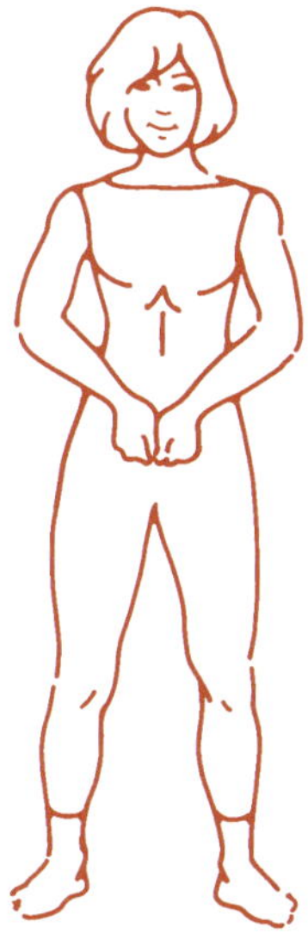

Schritt sechs

5. Die Ellbogen seitlich ausstrecken, die Fäuste in Brusthöhe halten, sodass sie sich ansehen.
6. Bei dieser Übung das Chi nicht abwärts pressen, sondern die Fäuste bis über den Kopf aufwärts bewegen. Die Ellbogen sollten parallel zueinander sein, mit etwa zehn bis zwanzig Zentimeter Abstand.
7. Körper langsam vorbeugen. Kopf senken, während Sie mit einem *Shhh*-Laut durch den Mund ausatmen.
8. Langsam aufrichten und zurück in die Anfangsposition.

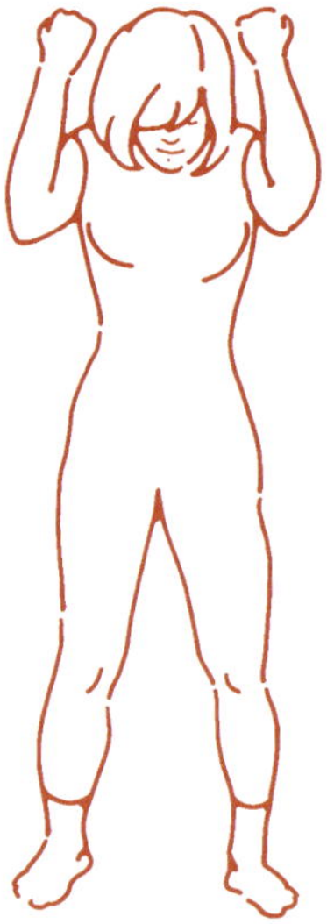

Schritt sieben

Wochenprogramm: Auf jeweils drei Lungenübungen folgen drei Leberübungen, danach eine Pause von 30 Sekunden. Den kompletten Durchlauf sechsmal wiederholen. Das dauert insgesamt etwa 20 Minuten. Zum Chi-Ausgleich sollten Sie stets mit einer zusätzlichen Lungenübung abschließen.

DRITTE WOCHE

Die Nierenübung sollten Sie abwechselnd mit den beiden ersten Übungen trainieren.

Zielorgan der Bewegung: Die Nieren
Atemtechnik: Zu Beginn der Übung durch die Nase einatmen. Beim Ausatmen die Luft mit einem *Phüü*-Laut aus den Lungen treiben, als würden Sie eine Kerze ausblasen. Dieser Laut entspannt und bringt das Nieren-Chi ins Gleichgewicht.

Ablauf:

1. Gerade hinstellen, Beine leicht gespreizt, die Knie sind entspannt und ein wenig gebeugt. Das Gewicht so verlagern, dass es gleichmäßig auf beide Füße verteilt ist.

2. Schultern entspannen, Arme seitlich locker herabhängen lassen.
3. Arme seitlich bis in Schulterhöhe ausstrecken. Hände entspannen. Daumen nach oben, Handflächen nach vorne drehen. Das weitet den Brustkorb und die Lunge.
4. Tief durch die Nase einatmen, während Sie sich von der Taille ab vorbeugen und nach unten greifen, um einen Arm voll Energie zu schöpfen, dabei Hände zur Faust ballen. Aufrichten. Beim Aufrichten die Energie mit den Händen an den Körper drücken.
5. Die Ellbogen seitlich ausstrecken, die Fäuste in Brusthöhe halten, sodass sie sich ansehen.
6. Tief durch die Nase einatmen, während Sie mit dem rechten Bein einen Schritt vortreten.
7. Das rechte Knie beugen und langsam so weit wie möglich hinknien.
8. Langsam die Schultern nach vorn drehen und das Kinn einziehen, während Sie das rechte Knie umarmen.

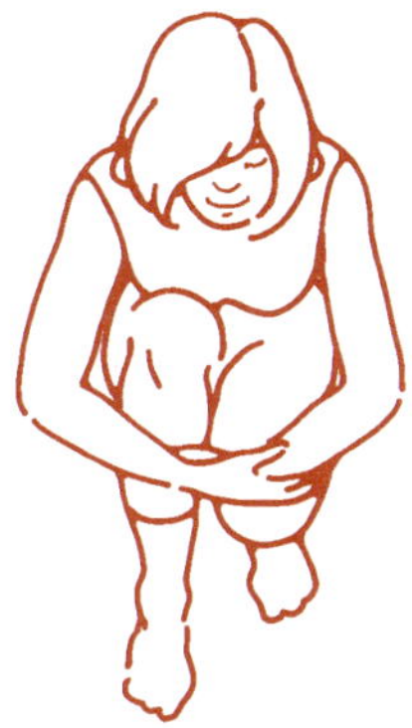
Schritt acht

9. Durch den Mund ausatmen. Benutzen Sie die Bauchmuskeln, um mit einem kräftigen *Phüü*-Laut die Luft aus dem Körper zu treiben.
10. Langsam in die Ausgangsposition zurückkehren.
11. Machen Sie jetzt eine Lungenübung, bevor Sie die vorausgegangenen Schritte mit dem linken Knie wiederholen.

Wochenprogramm: Am besten mit drei Lungenübungen anfangen, gefolgt von drei Leberübungen, danach drei Übungen für die Nieren. 30 Sekunden lang ausruhen; das Ganze sechsmal wiederholen. Das dauert insgesamt rund 20 Minuten. Mit einer zusätzlichen Lungenübung abschließen.

VIERTE WOCHE

Die Herzübung sollten Sie im Wechsel mit den gelernten Übungen trainieren.

Zielorgan der Bewegung: Das Herz

Atemtechnik: Bei Übungsbeginn durch die Nase einatmen. Mit einem *Ha*-Laut die Luft aus der Lunge pressen. Er bringt das Herz-Chi ins Gleichgewicht.

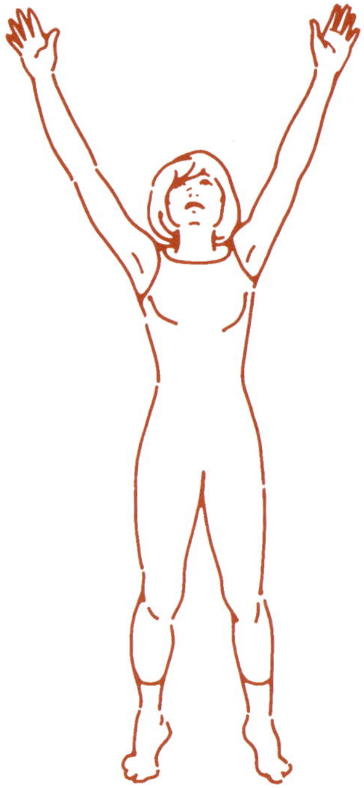

Schritt sechs

Ablauf:

1. Gerade hinstellen, die Beine sind leicht gespreizt, die Knie entspannt und ein wenig gebeugt. Das Gewicht so verlagern, dass es gleichmäßig auf beiden Füßen ruht.
2. Die Schultern entspannen, Arme seitlich locker herabhängen lassen.
3. Arme seitlich bis in Schulterhöhe ausstrecken. Hände entspannen. Daumen nach oben, Handflächen nach vorne drehen. Das weitet den Brustkorb und die Lunge.
4. Tief durch die Nase einatmen, während Sie sich von der Taille ab vorbeugen. Nach unten greifen, einen Arm voll Energie schöpfen und mit den Händen an den Körper drücken.
5. Langsam aufrichten. Während Sie die Arme über den Kopf strecken, Handflächen nach vorn drehen.
6. Nach oben schauen und auf die Fußballen stellen.
7. Mit einem kräftigen *Ha*-Laut durch den Mund ausatmen.
8. Arme langsam senken und die Anfangsposition einnehmen.

Wochenprogramm: Mit drei Lungenübungen anfangen, gefolgt von drei Leberübungen, drei Nierenübungen und drei Übungen für das Herz. Danach 30 Sekunden lang ausruhen. Das

Ganze sechsmal wiederholen. Mit einer zusätzlichen Lungenübung abschließen. Der Ablauf sollte insgesamt etwa 20 Minuten dauern.

FÜNFTE WOCHE

Die Milzübung sollte im Wechsel mit den gelernten Übungen trainiert werden.

Zielorgan der Bewegung: Die Milz
Atemtechnik: Zu Übungsbeginn durch die Nase einatmen. Beim Ausatmen die Luft in der Lunge in raschen, kurzen Stößen durch die Nase ausstoßen. Diese Technik bringt das Milz-Chi ins Gleichgewicht.

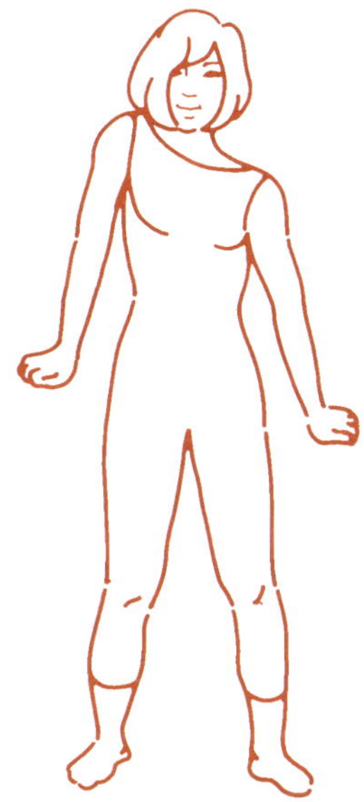

Schritt fünf

Ablauf:

1. Gerade hinstellen, die Beine sind leicht gespreizt, die Knie sind entspannt und ein wenig gebeugt. Gewicht so verlagern, dass es gleichmäßig auf beide Füße verteilt ist.
2. Schultern entspannen, Arme seitlich locker herabhängen lassen.
3. Arme seitlich nicht ganz bis auf halbe Schulterhöhe heben. Hände auf Schulterhöhe bringen, Ellbogen leicht beugen wie einen halb geöffneten Regenschirm.
4. Handflächen nach vorne drehen, Hände zu Fäusten ballen. Nun drehen Sie die Fäuste nach hinten.
5. Kräftig durch die Nase einatmen, während Sie die linke Schulter senken und die rechte Seite strecken. Kräftig ausatmen, während Sie die rechte Schulter senken, um die linke Seite zu strecken. Nach zehn Streckungen langsam wieder zur Anfangsposition zurückkehren.
6. Diese Übung nach einer zusätzlichen Lungenübung wiederholen; mit dem Strecken der rechten Seite beginnen.

Falls Sie lange am Schreibtisch oder vor einem Computerbildschirm arbeiten, sollten Sie sich täglich alle paar Stunden ein oder zwei Minuten für diese Übung Zeit nehmen, um Verspannungen zu lösen und den Chi-Fluss wieder in Gang zu bringen. Sie werden feststellen, wie sich Ihre Konzentrationsfähigkeit merklich verbessert und durch Überanstrengung hervorgerufene Augenprobleme verschwinden.

Kapitel 11

DIÄTEN SIND ÜBERFLÜSSIG

Energetische Harmonie führt zum Idealgewicht

In China werden Gewichtsprobleme in einem gänzlich anderen Licht betrachtet als im Westen. Niemand zählt dort Kalorien, stürzt sich begierig auf die neueste Kartoffel- oder Reis-Diät oder fastet sich modisch schlank. Für den Chinesen sind Über- oder Untergewicht ein weiteres Zeichen für ein körperliches Ungleichgewicht. Ist der Körper wieder im Gleichgewicht, pendelt sich das ideale Gewicht ein und wird beibehalten.

Vielleicht erklärt das allgemeine Streben nach Harmonie und körperlichem Gleichgewicht, weshalb es in China so wenig fettleibige Menschen gibt. Ich kann mich nicht erinnern, in Hongkong, wo ich aufgewachsen bin, jemals über- oder untergewichtige Menschen gesehen zu haben. Tatsache ist, dass die einzigen übergewichtigen Chinesen, die ich gesehen habe, im Westen leben und offenbar eher der westlichen als der chinesischen Kost zugetan sind. Die typisch chinesische Ernährung nimmt sich im Vergleich zur westlichen Kost geradezu bescheiden aus. Sie besteht zu 40 bis 70 Prozent aus Körnern und Hülsenfrüchten, zu 20 bis 30 Prozent aus Obst und Gemüse und nur zu 10 bis 15 Prozent aus Fleisch einschließlich Geflügel, Meerestieren, Fetten und Milchprodukten.

EINE FETTIGE ANGELEGENHEIT

Frauen und Männer greifen heutzutage immer häufiger zu fettarmen und fettfreien Nahrungsmitteln, um gesund zu bleiben und einem Herzinfarkt vorzubeugen. Die Absicht ist gut, nicht immer ist es das Ergebnis. Denn ganz ohne Fett kommt unser Körper nicht aus.

Er braucht es zur Verdauung und zur Umwandlung lebenswichtiger Vitamine. Nur ein Übermaß an Fett im Körper beeinträchtigt den ungehinderten und natürlichen Fluss des Chi und der Körperflüssigkeiten, besonders durch den Verdauungstrakt. Das kann zu Herzleiden, Diabetes und Fettleibigkeit führen.

Bei Übergewicht sollte daher zunächst die Fettaufnahme reduziert werden. Entfernen Sie vor dem Kochen oder wenigstens vor dem Essen überschüssiges Fleischfett. Chinesische Köche geben die zu verarbeitenden Fleischstücke, besonders Schweine- und Rindfleisch, aber auch Hühnerfleisch, in kochendes Wasser, lassen es aufkochen und anschließend einige Minuten lang köcheln (rotes Fleisch etwa 15 bis 20 Minuten, Huhn 10 bis 15 Minuten). Das Fleisch dann herausnehmen und mehrere Minuten lang unter kaltes Wasser halten. Dadurch trennt sich das Fett vom Fleisch und lässt sich leichter entfernen. Bei dieser Behandlung gehen keine Nährstoffe verloren. Nach Entfernung des Fettes kann das Fleisch nach Rezept verwendet werden.

Aber auch Tee kann helfen, Fett im Körper abzubauen. Wenigstens nach einem üppigen Essen sollten Sie eine Tasse davon trinken: je stärker und bitterer, desto besser. Sie können auch, wie die Mongolen, Rindfleisch in grünem oder schwarzem Tee marinieren und so zur besseren Fettverwertung beitragen.

Die Chinesen trinken nach dem Essen gern einen sehr starken Tee namens Kung Fu Cha, den es in jedem chinesischen Lebensmittelladen gibt. Er wird, wie der Espresso im Westen, nach dem Essen in kleinen Schalen gereicht. Man trinkt ihn, weil er die Verdauung fördert und dabei hilft, das Fett im Körper aufzuspalten.

BEWEGUNG!

Um Ihr Körpergewicht wieder ins Lot zu bringen, brauchen Sie vor allem Bewegung. Suchen Sie sich eine sportliche Betätigung, die Ihnen Spaß macht. Das kann Wandern sein, Jogging, Skateboard-Fahren oder Radfahren. Ob Sie im Fitness-Studio trainieren, zu Hause per Video mit Jane Fonda, Cindy Crawford oder Kathy Smith Aerobic machen oder eine Tanzschule besuchen, ist egal – wichtig ist nur, dass Sie dabei nicht widerwillig die Zähne zusammenbeißen.

NEHMEN SIE SICH ZEIT

Ein drastischer Gewichtsverlust ist niemals zu empfehlen. Sie bekommen dadurch nur einen schlechten Teint, Hautirritationen inklusive. Doch damit nicht genug: Stumpfes, lebloses Haar, brüchige oder weiche Nägel, kraftlose Muskeln und ein Energie- bzw. Konzentrationsmangel sind weitere Folgen von Crash-Diäten.

Sicher haben Sie schon vom Jojo-Effekt gehört oder ihn am eigenen Leib erfahren: Wer eine kalorienarme Diät beginnt, verliert nur kurzfristig an Gewicht. Der Körper wendet eine List an, stellt sich auf wenig Nahrung ein und programmiert den Stoffwechsel auf Sparflamme um. So wird der Organismus geschwächt, die Abwehrkräfte verringern sich. Oft stellt sich Müdigkeit ein, depressive Verstimmungen und ein allgemeines Unwohlsein sind die Folge. Mitunter kommt es zu irrationalen Fressanfällen.

REZEPTE ZUR GEWICHTSREDUKTION

Essen Sie verdauungsfördernde Kost und legen Sie besonderen Wert auf eine Nahrung, die Magen und Milz nährt. Eine gute und regelmäßige Verdauung verhilft Ihnen nicht nur zum Idealgewicht, sondern kommt auch Haut und Haar zugute.

Bittermelonensuppe (Yin)

Diese köstliche Suppe hilft, die Giftstoffe abzubauen, die für das körperliche Ungleichgewicht verantwortlich sind, und kühlt zugleich eine übermäßige Yang-Energie. Das Gericht sei allen empfohlen, die Gewicht verlieren möchten.

Für 4 bis 6 Portionen als Hauptgericht nehmen Sie:
5 Wolkenohrenpilze oder andere schwarze Pilze, getrocknet; 15 Minuten lang vor Gebrauch in warmem Wasser einweichen, dann abtrocknen
2 Esslöffel Babyshrimps, getrocknet, einige Minuten lang in warmem Wasser einweichen, dann abtrocknen
1 Pfund Bittermelone, entkernt und in große Stücke geschnitten (siehe Anmerkung)
1 Pfund mageres Schweinefleisch oder geräucherten Schinken, in 2,5 cm große Würfel geschnitten
Salz und Pfeffer nach Belieben

Alle Zutaten, außer den Gewürzen, mit zehn Tassen Wasser in einem großen Emaillesuppentopf zum Kochen bringen, dann auf mittlere Hitze schalten und eine Stunde lang köcheln lassen. Mit Salz und Pfeffer abschmecken.

ANMERKUNG: Naturkost- und Asia-Läden bieten eine Vielzahl getrockneter schwarzer Pilze und getrockneter Babyshrimps an. Bittermelonen gibt es in vielen Feinkostgeschäften und in Asia-Läden.

Gingko-Tofu-Suppe (Yin/Yang)

Gingkonüsse finden in der chinesischen Küche vielfach Verwendung; sie bringen die Hitzeenergie des Körpers ins Gleichgewicht, fördern die Verdauung und dienen daher der Gewichtskontrolle. Die Gingko-Tofu-Suppe ist eine schmackhafte, durch die kühle Yin-Energie der getrockneten Tofuhaut ausgewogene Mahlzeit.

Für vier bis fünf Portionen als Hauptgericht nehmen Sie:
1 Blatt Tofuhaut, getrocknet, oder zwei bis drei Stücke getrockneten Tofu
1 Pfund mageres Schweinefleisch
15–20 Gingkonüsse, geschält, 10 bis 15 Minuten lang in heißem Wasser einweichen, um die Innenhaut zu entfernen (siehe Anmerkung)
4 Knoblauchzehen, geschält und zerdrückt
1 Esslöffel Sojasoße
1/2 Teelöffel Cayennepfeffer
Salz nach Belieben

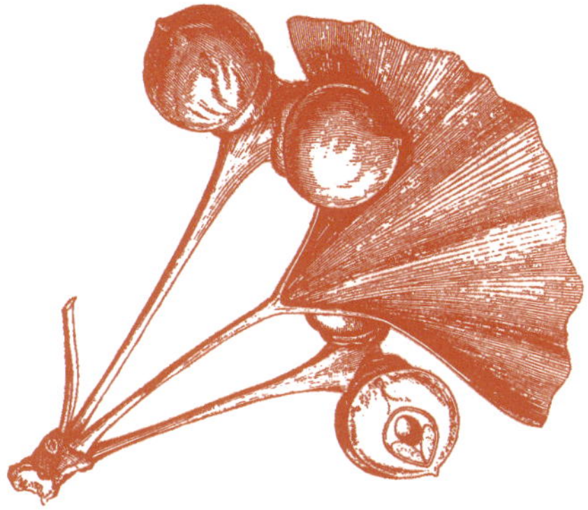

Gingko (Gingko biloba)

Die getrocknete Tofuhaut drei bis vier Minuten lang in heißem Wasser einweichen, abtrocknen und in mundgerechte Stücke schneiden. Schweinefleisch in drei oder vier große Stücke schneiden, in kochendes Wasser geben und fünf bis zehn Minuten lang köcheln lassen, um das Fett zu entfernen. Mit kaltem Wasser abspülen, dann abtrocknen.

Schweinefleisch, Gingkonüsse, Knoblauch, Sojasoße und Cayennepfeffer mit sechs bis acht Tassen Wasser in einem Emaillesuppentopf zum Kochen bringen. Bei verminderter Hitze etwa eine Stunde lang köcheln lassen, bis das Fleisch weich ist. Tofuhaut hinzugeben und noch einmal zehn Minuten lang kochen. Nach Belieben mit Salz abschmecken.

ANMERKUNG: Getrocknete Tofuhaut oder getrockneter Tofu und Gingkonüsse sind in Asia-Märkten und in vielen Naturkostläden erhältlich.

Apfel-Algen-Drink (Yin)

Ein weiterer Vorschlag für alle, die abnehmen wollen: Nehmen Sie als Mittagessen einen Energiedrink zu sich, besonders, wenn es draußen zu heiß ist für eine Suppe. Anfangs mögen Sie Hunger verspüren, aber das liegt nur daran, dass Sie früher andere Portionen gewohnt waren. Sie werden sich schnell umstellen. Zudem ist dieser Drink jedes Magenknurren wert.

Für eine Portion, etwa einen halben Liter, nehmen Sie:
1 Apfel, geschält, vom Kerngehäuse befreit und in kleine Stücke geschnitten
1/2 Eisbergsalat, mittelgroß, in kleine Stücke geschnitten
1 Tomate, mittelgroß, in kleine Stücke geschnitten
2 Esslöffel Algenpulver (siehe Anmerkung)
Salz nach Belieben

Zutaten in einem Mixer zerkleinern, bis sie trinkbar sind. Mit Salz abschmecken.

ANMERKUNG: Algenpulver gibt es in Asia-Märkten, einigen Lebensmittelgeschäften und Naturkostläden.

Zitronen-Birnen-Saft

Dieser nahrhafte Saft kühlt, schenkt Energie und ist ein ausgezeichneter «Lunch-Drink»: Er sättigt, erfrischt und steckt voller Vitamine. Trinken Sie ihn, und Sie werden abnehmen. Statt Birnen können Sie auch andere Früchte verwenden.

Für eine Portion nehmen Sie:
1 Zitrone oder zwei Esslöffel Zitronensaft
1 Birne, reif, geschält, vom Kerngehäuse befreit und in kleine Stücke geschnitten
1 Esslöffel Eiweißpulver (siehe Anmerkung)
3–4 Eiswürfel
1 Teelöffel Honig

Zitrone schälen und entkernen, in vier oder fünf Stücke schneiden. Birne, Zitrone oder Zitronensaft, Eiweißpulver und Eiswürfel in einem Mixer zerkleinern, bis alles flüssig ist. In ein Glas gießen. Nach Belieben mit Honig abschmecken.

ANMERKUNG: Eiweißpulver gibt es in Naturkostläden, in Apotheken und in vielen größeren Drogerien.

Entwässernder Tee (Yang)

Überschüssiges Wasser wird normalerweise durch Harnlassen und durch Transpiration aus dem Körper entfernt. Dieser angenehm duftende und gut schmeckende Tee fördert beides, wärmt den Körper und regt so den Chi-Fluss an. Die heiße Energie von Ingwer und Zimt fördert die Transpiration, die roten chinesischen Datteln und die Süßholzwurzel unterstützen die Harnabsonderung. Die getrocknete Mandarinenschale bringt Energie.

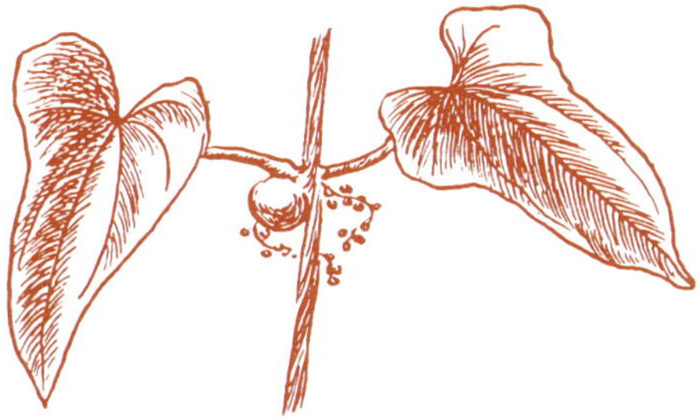

Zimt (Dioscorea batatas)

Für zwei Portionen nehmen Sie:
5 cm Ingwer, geschält und gerieben
10 rote chinesische Datteln
2 Süßholzwurzelstücke
2 Zimtstangen
2,5 cm Mandarinenschale, getrocknet

Drei Tassen Wasser in einem Glas- oder Emaillebehälter kochen lassen, bis es sprudelt. Zutaten hineingeben, Hitze reduzieren und das Ganze 20 Minuten lang köcheln lassen (oder bis nur noch zwei Tassen Flüssigkeit übrig sind). Durch ein Sieb geben. Wenigstens zweimal täglich trinken.

Kapitel 12

LEBENSLANGES WOHLBEFINDEN

Menstruation, Schwangerschaft und Wechseljahre

Ebenso, wie wir die verschiedenen Jahreszeiten erleben, bewegen wir uns auch durch die unterschiedlichen Phasen unseres Lebens. Wir erfahren körperliche Veränderungen, besonders in der Pubertät. Jungen und Mädchen beginnen sich dann physisch stark auseinander zu entwickeln, die gesamte Körperchemie, unser Stoffwechsel, verändert sich. Bei jungen Frauen drängen nach innen gerichtete Yin-Eigenschaften in den Vordergrund, während junge Männer verstärkt Yang-Energie aufbauen, die sich in äußerer körperlicher Kraft zeigt.

Die wichtigsten Phasen im Leben einer Frau sind Menstruation, Schwangerschaft und Wechseljahre. Jeder Abschnitt ist anders, jeder ist wichtig, jeder ist ein Auftakt in eine neue Phase, die von uns gestaltet werden kann – mental, durch Ernährung oder durch Bewegungstraining.

MENSTRUATION

Ein regelmäßiger Menstruationszyklus, pünktlich und schmerzfrei, ist ein Zeichen von guter Gesundheit. Blutproduktion und Blutkreislauf sind dann im Gleichgewicht. Eine unregelmäßige, schmerzhafte Menstruation mit einer schwachen oder starken Blutung deutet dagegen auf ein Ungleichgewicht hin.

Stress, Aufregung, schlechte Essgewohnheiten und Hektik können zu einem stagnierenden oder mangelhaften Chi und damit zu unregelmäßigen Menstruationszyklen führen.

Die Menstruation beginnt gewöhnlich zwischen dem zehnten und dem fünfzehnten Lebensjahr. Normalerweise geht sie mit der Entwicklung der Brüste und dem Sprießen von Scham- und Achselhaaren einher. Bis zur Stabilisierung des Zyklus – das kann über ein Jahr lang dauern – kann es zu Unregelmäßigkeiten kommen. Ist die Entwicklung abgeschlossen, sollte sich der Menstruationszyklus auf einundzwanzig bis achtundzwanzig Tage eingependelt haben.Chinesische Ärzte behandeln Zyklusstörungen nach ihren Symptomen. Symptome wie Brustempfindlichkeit, Völlegefühl, Kopf-, Bauch- oder Rückenschmerzen sind ein deutlicher Hinweis auf ein stagnierendes Körper-Chi.

Beobachten Sie Ihren Menstruationszyklus drei bis vier Monate lang genau, damit Sie wissen, was in Ihrem Körper vorgeht. Achten Sie auf die Blutung: Ist sie ungleichmäßig, stark, dickflüssig, unregelmäßig, schwach und hell oder schmerzhaft? Wie fühlen Sie sich vor, während und nach der Blutung? Ist Ihnen warm und sind Sie gereizt, oder frieren Sie und fühlen sich schwach, aufgebläht und depressiv?

Haben Sie die Symptome erst einmal identifiziert, können Sie mit den passenden Kräutertees den Chi-Fluss anregen und das Gleichgewicht wiederherstellen. Sie werden mit großer Lust die Nahrungsmittel zu sich nehmen, die Sie von den Beschwerden befreien; und alles meiden, was die unangenehmen Symptome verstärkt.

Eine schwache, hellrote, nur zwei oder drei Tage dauernde Blutung weist auf einen Mangel an warmer Yang-Energie hin, ebenso eine blasse Zunge. In diesem Fall sollten Sie Nahrung zu sich nehmen, die die Yang-Energie erhöht: rote und chinesische Bohnen, braunen Zucker, rote chinesische Datteln, schwarze Datteln, Weintrauben, Longane, Schweinefleisch, Leber und Huhn. Meiden Sie gebratenes Fleisch und salzige Lebensmittel, ebenso rohes Gemüse, denn es verbraucht bei dem Verdauungsprozess zu viel Energie.

Bekommen Sie Ihre Menstruation alle einundzwanzig bis achtundzwanzig Tage, also in normalen Abständen, ist Ihr Blutfluss jedoch stark und dunkel und dauert sechs bis sieben Tage statt der üblichen vier bis fünf Tage, dann leiden Sie, chinesischen Heilkundigen zufolge, an zu viel heißer Yang-Energie. Um die Hitze zu dämpfen, sollten Sie vermehrt Nahrung zu sich nehmen, die hilft, das Feuer zu löschen und das Blut zu kühlen: Wassermelonen, Miesmuscheln, Tofu, Fisch, Mais, Bananen, Tomaten, Erdnüsse, Ente. Meiden Sie gebratenes und gegrilltes Fleisch und stark gewürzte Speisen, besonders Curry oder Chili, sowie geräucherten Fisch, Lamm, Rindfleisch, Huhn, Mangos, Eier und Datteln, da sie Träger von zu viel heißer Yang-Energie sind, mit der Ihr Körper während der Menstruation Probleme hat.

PMS-Alarm

Zu den häufigsten Frauenproblemen gehört das prämenstruelle Syndrom, kurz PMS genannt, das einige Tage oder länger anhalten kann. Die Symptome reichen von Reizbarkeit, Übellaunigkeit, Müdigkeit, nervöser Unruhe, Verwirrung und Konzentrationsmangel bis hin zu schwerer Depression, Komplikationen bei der Blasenentleerung, Krämpfen, Blähungen, Brustempfindlichkeit und abruptem Stimmungswechsel.

Das Ausmaß der Unannehmlichkeiten ist abhängig vom Zusammenspiel der Fünf Elemente. Im Allgemeinen arbeiten Erd- und Holzelemente zusammen und beeinflussen die mit ihnen verbundenen Organe (siehe Tabelle S. 29). Ist das Erdelement jedoch nur unzureichend vorhanden, kann es zu einer Schwächung von Milz und Bauchspeicheldrüse und folglich zu einer mangelhaften Chi-Versorgung dieser Organe kommen. Das wiederum führt zu einem unausgewogenen Blutzuckerspiegel und mangelndem Konzentrationsvermögen. Bei einem schwachen oder stagnierenden Holz-Chi sind Leber und Gallenblase aus dem Gleichgewicht geraten. Dadurch entsteht ein Kalziummangel, der zu Muskelschwäche, Herzklopfen, Nervosität, Zittern, Konzentrationsschwäche sowie Launenhaftigkeit und Wutanfällen ausufern kann.

Viele Menschen verspüren inmitten dieses Auf und Ab der Gefühle oftmals einen regelrechten Heißhunger auf Süßigkeiten oder stark gewürzte Speisen. Dieser Heißhunger kann in seiner Heftigkeit einem suchtartigen Verlangen gleichkommen. Die Gier nach Süßem verweist auf ein schwaches Chi der Erdorgane Magen und Milz. Der Appetit auf heiße, kräftig gewürzte Kost wird einer Schwächung der Holzorgane Leber und Gallenblase zugeschrieben.

Um das prämenstruelle Syndrom zu lindern, sollten Sie gebratene, fette, heiße und besonders mit Knoblauch gewürzte Speisen, Alkohol, Koffein, Weizen und Süßigkeiten mit raffiniertem Zucker meiden. Nehmen Sie in dieser Zeit eher Nahrungsmittel mit neutraler oder kühlender Energie zu sich, die die heiße, Beschwerden verursachende Energie dämpft: grünen Tee, Äpfel, Fenchelsamen, Kümmelkörner, Rettich, Minze, Erdbeeren, Wassermelonen, Miesmuscheln, Fisch und Tofu. Trinken Sie den Elementaren Ginsengtee (s. S. 65 f.) oder den Wilde-Orchideen-Tee (s. S. 66 f.), oder probieren Sie eines der folgenden Rezepte aus.

REZEPTE GEGEN MENSTRUATIONSBESCHWERDEN

Suppe aus kleinen roten Bohnen und Karpfen (Yin/Yang)

Diese wunderbar schmeckende Suppe aus Fisch und Bohnen lindert prä- und postmenstruelles Aufgedunsensein und Krämpfe. Die Adzuki-Bohnen stimulieren die Absonderung von Körperflüssigkeiten, während Erdnüsse gut für Blut und Milz sind. Die chinesischen Bohnen nähren und stärken Milz und Nieren und unterstützen ebenfalls die Flüssigkeitsausscheidung. Der Karpfen stabilisiert die Milz, reduziert Wasseransammlungen, belebt das Blut, reinigt die Meridiane und ermöglicht so einen ungehinderten Chi-Fluss. Diese Suppe ist auch gut für junge Mütter, da sie die Milchproduktion fördert.

Falls sie Ihnen zu mild ist, geben Sie anregende Zutaten wie Karotten, Zwiebeln, Gelbwurz oder Basilikum hinzu.

Für sechs Portionen als Hauptgericht nehmen Sie:
1 Esslöffel Pflanzenöl
1 cm Ingwer oder etwas mehr, geschält und in dünne Streifen geschnitten
1 Pfund Karpfen oder ein anderes weißfleischiges Fischfilet, in 5 cm große Stücke geschnitten
1/4 Tasse getrocknete Adzuki-Bohnen, gewaschen und über Nacht eingeweicht (siehe Anmerkung)

1/4 Tasse getrocknete chinesische Bohnen, gewaschen und über Nacht eingeweicht
1/4 Tasse unbehandelte Erdnüsse, ohne die papierne Hülse
Salz nach Belieben
Je nach Geschmack 1/4 Teelöffel Cayennepfeffer

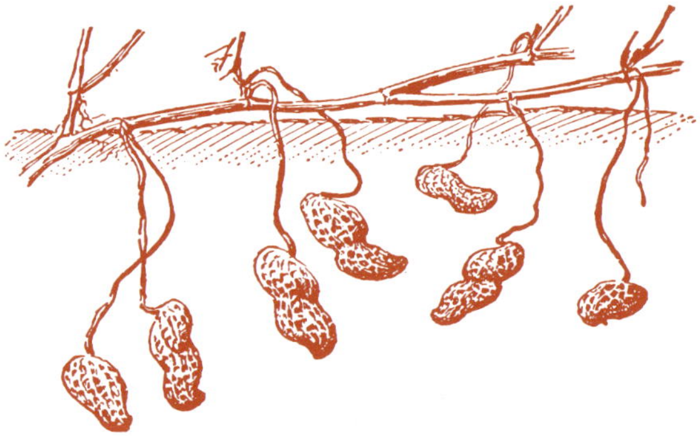

Erdnüsse (Arachis hypogaea)

Pflanzenöl in einer Pfanne erhitzen. Ingwer hineingeben, leicht anbräunen lassen und herausnehmen. Den Fisch goldbraun braten. Mit Papiertüchern das überschüssige Bratfett entfernen. Zehn Tassen Wasser in einem Emaillesuppentopf zum Kochen bringen, bis es sprudelt. Adzuki-Bohnen, chinesische Bohnen und angebratenen Ingwer hineingeben. Aufkochen lassen. Hitze reduzieren und das Ganze 30 Minuten lang köcheln lassen. Erdnüsse und Fisch hinzugeben. Bei schwacher Hitze kochen lassen, bis die Bohnen weich sind. Nach Belieben salzen und pfeffern.

ANMERKUNG: Sie können das Einweichen beschleunigen, wenn Sie Adzuki- und chinesische Bohnen in einen Glas- oder Emaillebehälter geben und so viel Wasser hinzufügen, dass die Bohnen etwa einen Fingerbreit unbedeckt sind. Zum Kochen bringen, dann 30 Minuten lang ziehen lassen. Abtropfen lassen und nach Rezept verwenden.

Ananas-Erdbeer-Shake (Yin/Yang)

Dieses kühlende Fruchtgetränk lindert die prämenstruellen Symptome und verringert die heiße Energie im Organismus. Die Fruchtsüße reguliert den Blutzuckerspiegel und nimmt den Heißhunger.

Es eignet sich auch wunderbar als Frühstücks-Drink.

Für eine Portion nehmen Sie:
1 Tasse Ananaswürfel, frisch oder aus der Dose
4–6 Erdbeeren, frisch, mittelgroß
1 Esslöffel Eiweißpulver
3–4 Eiswürfel

Alle Zutaten zu einem schaumigen Getränk mixen.

SCHWANGERSCHAFT

Meine eigene Schwangerschaft verlief beschwerdefrei, während meine Freundin Susan, die zur gleichen Zeit wie ich ein Baby bekam, eine furchtbare Zeit durchmachte. Sie suchte verzweifelt nach einem Mittel gegen die morgendliche Übelkeit, das ununterbrochene Sodbrennen, die vermehrte Speichelproduktion und den mangelnden Appetit. Aber alle Arzneien außer säurebindenden Tabletten, die sie fast ununterbrochen kaute, machten den Brechreiz nur noch schlimmer. Allein beim Geruch von überbackenem Blumenkohl oder gebratener Ente drehte sich ihr der Magen um; vieles, was sie aß oder trank, erschien ihr zu bitter. Sie behielt nur zwei Dinge bei sich: gegrillte Zucchini ohne Salz und salzlose Cracker. So ging es sieben Monate lang. Der chinesischen Heillehre zufolge hatte Susan bereits vor Schwangerschaftsbeginn unter einem empfindlichen Magen und einer schwachen Milz gelitten. Die Schwangerschaft brachte ihre gesundheitlichen Schwachstellen nur ans Tageslicht, so wie sie bei Frauen mit einer empfindlichen Bauchspeicheldrüse und schwachen Nieren einen Diabetes zum Vorschein bringen kann.

Es ist allgemein bekannt, dass sich während der Schwangerschaft die Geruchs- und Geschmackswahrnehmung verändert, alles riecht und schmeckt intensiver. Legendär sind die seltsamen Gelüste auf Erdbeereis und Mixed Pickles oder die merkwürdige Gier nach Ketchup oder Marmelade. Oft sieht es so aus, als würden die Hormone Amok laufen. Um den Aufruhr zu besänftigen, sollten Sie mehrmals täglich einen kleinen Imbiss zu sich nehmen. Sorgen Sie für eine ausgewogene Kost und essen Sie weniger Nahrungsmittel mit kühler Energie.

Die morgendliche Übelkeit ist kein Naturgesetz. Nach der chinesischen Lehre tritt sie nur dann ein, wenn Magen und Milz empfindlich sind und Magen und Leber nicht harmonisch zusammenarbeiten. Die Nahrung wird nicht vollständig verdaut, weil das Chi stagniert. Möglicherweise sind Sie müde und erschöpft, Ihre Zunge ist blass und hat einen weißen Belag oder einen gelblichen «Pelz». Das Erbrochene riecht vermutlich sauer oder bitter: ein deutlicher Hinweis auf ein Ungleichgewicht in Magen und Leber. Sie verspüren wahrscheinlich einen Druck im Brustkorb, eine Art Völlegefühl, und möchten immer nur trinken, in der Hoffnung, dadurch den bitteren Geschmack im Mund loszuwerden.

Statt zu Medikamenten zu greifen, können Sie mit einem der folgenden Drinks den Magen beruhigen und die Übelkeit beenden. Vielleicht sollten Sie ungesalzene Cracker auf dem Nachttisch liegen haben, um morgens noch vor dem Aufstehen davon zu essen.

REZEPTE, DIE SCHWANGERSCHAFTSBESCHWERDEN LINDERN

Hilfe bei morgendlicher Übelkeit (Yin/Yang)

Dieses milde Ingwer-Zuckerrohr-Getränk hilft Schwangeren, die an Übelkeit leiden. Stellen Sie sich einen Vorrat davon in den Kühlschrank, damit Sie es immer dann zur Hand haben, wenn Sie es brauchen.

Für einen Viertelliter Saft nehmen Sie:
1 Esslöffel Ingwersaft
1/4 Liter Zuckerrohrsaft (siehe Anmerkung)

Säfte mischen, in eine gut verschließbare Flasche füllen und in den Kühlschrank stellen. Bei Bedarf schluckweise und langsam trinken. Mit einem halben Glas sollten Sie auskommen.

Anmerkung: Ingwer- und Zuckerrohrsaft finden Sie in den meisten Naturkostläden. Einfacher, aus körnigem Zucker und Wasser hergestellter hat leider nicht dieselben Nährstoffe.

Trockenpflaumentee (Yin/Yang)
Diese Mischung aus getrockneten schwarzen Pflaumen, Ingwer und braunem Zucker befreit Sie umgehend vom bitteren Geschmack im Mund und verhindert den Brechreiz.

Für eine Portion nehmen Sie:
1 cm Ingwer (oder mehr), geschält, in drei Stücke geschnitten und zerquetscht
2 schwarze Pflaumen, getrocknet (siehe Anmerkung)
1 Esslöffel braunen Zucker (oder mehr)

Zutaten mit zwei Tassen Wasser in einem Glas- oder Emaillebehälter zum Kochen bringen. Hitze reduzieren. Das Ganze 10 bis 15 Minuten lang köcheln lassen, bis die Flüssigkeitsmenge halbiert ist. Durch ein Sieb geben. Nach Belieben weiteren Zucker hinzufügen. Warm trinken.

ANMERKUNG: Getrocknete schwarze Pflaumen erhalten Sie in Naturkostläden.

DIE WECHSELJAHRE

Die Wechseljahre sind keine Strafe. Im Gegenteil. Die zweite Lebenshälfte weist auf eine Veränderung hin, oftmals zum Besseren: die Angst vor einer ungewollten Schwangerschaft wird hinfällig, prämenstruelle Beschwerden gehören der Vergangenheit an. Mit Beginn der Wechseljahre – oft schon Jahre vor der letzten Menstruation – verändert sich das Verhältnis der Hormone, insbesondere der Geschlechtshormone. Während die Produktion der Östrogene auffallend zurückgeht, verringert sich die des männlichen Hormons Testosteron nur wenig. Diese Veränderung geschieht nicht von heute auf morgen. Sie braucht Zeit.

Nach Ansicht der Chinesen sollte der neue Lebensabschnitt einem gesunden, seelisch stabilen Menschen kaum Schwierigkeiten bereiten. Doch rund 80 Prozent aller Frauen leiden unter Symptomen wie Nachtschweiß, Schlaflosigkeit, Müdigkeit, Nervosität, Schwindel, Konzentrationsschwäche, Völlegefühl, Vergesslichkeit, Hitze- und Kältewallungen. Nicht zu unterschätzen sind auch die damit einhergehenden emotionalen Probleme; viele Frauen beklagen den Verlust ihrer Weiblichkeit (besonders ihrer Gebärfähigkeit) und das Älterwerden mit dem einhergehenden Attraktivitätsverlust.

Chinesen behandeln Wechseljahrsbeschwerden genau wie jedes andere Ungleichgewicht im Körper. Hitzewallungen sind ein Zeichen für eine übermäßige Yang-Energie, die durch kühlende Yin-Nahrung gemildert werden kann. Vaginale Trockenheit ist ebenfalls ein Problem übermäßiger Yang-Energie. Entsprechende Ernährung hilft, die natürliche Körperfeuchtigkeit zu stimulieren. Einige Frauen leiden sowohl unter einem Yin- als auch unter einem Yang-Mangel, ein besonders unangenehmer und belastender Zustand, der die Herz-, Milz- und Leberfunktion beeinträchtigen kann. Deshalb ist es für Gesundheit und Wohlbefinden einer Frau in den Wechseljahren besonders wichtig, dass die Nieren im Gleichgewicht sind.

Ein Chi-Mangel in den Nieren kann zu Schwindel, Kopfschmerzen, Sehbeeinträchtigung, Benommenheit, Ohrensausen, Hitzewallungen, Nachtschweiß oder hohem Blutdruck führen. Oft kommt es zu Unterleibsschmerzen, unruhigem Schlaf mit wirren Träumen, trockenem Mund und einer roten Zunge.

Hinweise für einen Yang-Mangel in den Nieren sind wiederum Kopfschmerzen und Sehbeeinträchtigungen sowie Schmerzen in der unteren Rückenpartie, kalte Glieder, extreme Müdigkeit und Erschöpfung und ein unruhiger Schlaf, der von nächtlichen Gängen zur Toilette unterbrochen wird. Bei einem Yang-Mangel in den Nieren kommt es häufig zu einer verminderten Geschmackswahrnehmung und einer blassen Zunge. Zu Beginn der Wechseljahre ist eine unregelmäßige Menstruation normal; werden die Nieren aber ungenügend mit Yang-Energie versorgt, variiert die Blutungsstärke von kräftig bis schwach, unterbrochen von Phasen, in denen die Blutungen monatelang ausbleiben.

Die meisten der genannten Beschwerden können mit einer Kost behoben werden, die die Nieren nährt.

NAHRUNGSMITTEL FÜR BESCHWERDEFREIE WECHSELJAHRE

- **Obst und Nüsse**: Äpfel, Aprikosen, Bananen, Cashew-Kerne, Kokosnüsse, Feigen, Pampelmusen, Orangen (besonders Mandarinorangen), Papayas, Erdnüsse, Persimonen, Pflaumen, Walnüsse, Wassermelonen.
- **Gemüse**: Adzuki-Bohnen, Brokkoli, Kohl, Kastornuss (Rhizinuspflanze), Stangen-

sellerie, chinesischer Weißkohl, Mais, Gurken, Auberginen, grüne Bohnen, Kidney-Bohnen, Linsen, Salat, Pastinaken, Kartoffeln, Shiitake-Pilze, Zuckererbsen, Spinat, Süßkartoffeln, Tomaten, Steckrüben, Brunnenkresse, Zucchini und andere Kürbisse.

- **Eiweiß:** Eier, Fisch, Lamm, Milch, Schweinefleisch, Tempeh, Tofu, Joghurt.
- **Körner und Samen:** Gerste, schwarzer Sesamsamen, brauner Reis, Hafer, Sonnenblumenkerne, wilder Reis.
- **Sonstiges:** Basilikum, Ginseng, Honig, Sesamöl, Sojasoße.

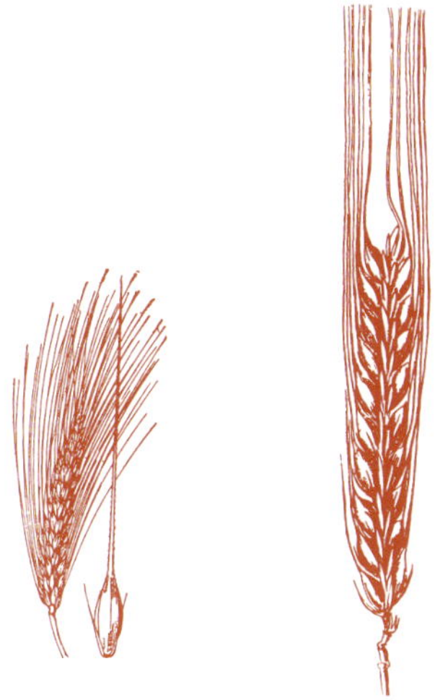

Gerste (Hordeum vulgare)

Meiden Sie:
Alkohol und rotes Fleisch, chinesische Petersilie (Koriandergrün), Kaffee und andere koffeinhaltige Getränke oder Speisen, Holzäpfel, konserviertes und gebratenes Fleisch, Milchprodukte (außer Joghurt), fette oder stark gewürzte Lebensmittel, Weißdornfrüchte, gesalzene Lebensmittel.

NATÜRLICHER ÖSTROGENERSATZ

Durch die Einnahme von Östrogenen lassen sich lediglich drei Anzeichen der Wechseljahre beeinflussen: Hitzewallungen, Veränderungen der Scheidenschleimhaut und Verringerung der Knochensubstanz (Osteoporose). Stimmungsschwankungen oder Schlafstörungen können nur indirekt davon beeinflusst werden. Um der verringerten Östrogenproduktion in den Wechseljahren entgegenzuwirken, verschreiben westliche Ärzte oft synthetisch hergestelltes Östrogen. Mag es auch medizinische Rechtferigungen dafür geben, Gefahren verbergen sich dennoch dahinter: etwa ein vergrößertes Brust- und Gebärmutterkrebsrisiko. Selbst eine kleine Dosis Progesteron (Gelbkörperhormon), die westliche Ärzte häufig verschreiben, um eine Östrogen-Ersatzbehandlung abzurunden, kann zu Blutgerinnseln, Gallenblasenerkrankungen und Asthma führen.

In der traditionellen chinesischen Medizin werden Unannehmlichkeiten in den Wechseljahren erfolgreich mit Nahrungsmitteln behandelt, die eine wahre Fundgrube für natürliches Östrogen sind: mexikanische Yamswurzeln und Sojaerzeugnisse, darunter Tofu, Tempeh und Sprossen, auch Alfalfa-Sprossen (ausgezeichnet zu Salaten geeignet), Äpfel, Gerste, Rote Bete, schwarze Bohnen, chinesische Bohnen, Kohl, Karotten, Cashew-Kerne, Kirschen, Kichererbsen, Kleesprossen (ebenfalls eine schmackhafte Salatzutat), Mais und Maisöl, Gurken, Fenchel, Knoblauch, grüne Mungbohnen, Hopfen, Hülsenfrüchte, Süßholzwurzel, Hafer, Oliven und Olivenöl, Papayas, Pflaumen, Kartoffeln, Kürbisse, rote Bohnen, Rhabarber, Reis, Salbei, Sesamsamen, Sonnenblumenkerne und Roggen. Mühelos lassen sich diese Produkte in einen ausgewogenen Speiseplan integrieren. Leinsamen und Leinsamenöl, über grünen Salat oder blanchiertes Gemüse gegeben, geben den Därmen Feuchtigkeit und sind ebenfalls ein natürlicher Östrogenersatz.

Zudem setzen die Chinesen östrogenhaltige Kräuter und Naturheilmittel ein, um die möglichen Probleme des Klimakteriums gering zu halten, unter anderem frische und getrocknete Löwenzahnblüten, Dang quai, Gingkoblätter, Ginsengwurzel, chinesische Süßholzwurzeln, Himbeeren und Himbeerblätter, Johanniskraut, chinesische Yamswurzel und Gelée royale.

Nachfolgend zwei Rezepte, mit denen Sie vital und schön bleiben.

Honig-Ei-Milch (Yin)

Dieses schmackhafte Getränk hilft bei Beschwerden in den Wechseljahren wie Erschöpfung, Schwindel, Vergesslichkeit, Kurzatmigkeit, Schlaflosigkeit, Hitzewallungen und Nachtschweiß. Es wirkt sehr beruhigend auf den gesamten Organismus. Nach Belieben abends trinken.

Für eine Portion nehmen Sie:
1/2 Liter Voll- oder fettarme Milch
1 Ei
Honig nach Belieben

Die Milch in einem Glas- oder Emaillebehälter kurz aufkochen. Das Ei über einer Untertasse aufschlagen und Eigelb und Eiweiß miteinander verquirlen. Das Ei vorsichtig in die Milch rühren. Bei mittlerer Hitze eine Minute lang rühren. In einen Becher gießen und nach Belieben mit Honig süßen.

Walnuss-Huhn-Glückstreffer (Yin/Yang)

Welche Frau möchte nicht gern ein Gericht servieren, das die Lust nach Sex steigert? Die Walnuss-Huhn-Mischung nährt die Yang-Energie der Nieren, vertreibt Schwäche und Müdigkeit und weckt körperliches Verlangen.

Für zwei bis drei Portionen, als Hauptgericht, nehmen Sie:
3 Esslöffel Pflanzenöl
1/4 Tasse Walnusshälften
2–3 Knoblauchzehen, geschält und klein gehackt
5 cm Ingwer, geschält und in dünne Scheiben geschnitten
1/2 Pfund Hühnerbrust, ohne Haut und Knochen, in etwa
1 cm große Stücke geschnitten
2–3 Selleriestangen, in etwa 1 cm lange Stücke
geschnitten
Salz nach Belieben

Würzmischung:
1 Esslöffel Sojasoße
1 Teelöffel Zucker
3 Esslöffel Maisstärke

Öl im Wok (das ist die asiatische Universalpfanne mit hohem Rand zum Braten und Warmhalten) oder in einer normalen Pfanne erhitzen. Walnüsse, Knoblauch und Ingwer unter Rühren kurz anbraten. Huhn und Sellerie dazugeben und ebenfalls etwa fünf Minuten lang unter Rühren anbraten.

Würzmischung mit einer Tasse Wasser in eine Schale geben und so lange rühren, bis die Maisstärke aufgelöst ist. Über die Walnuss-Huhn-Mischung gießen und zwei bis drei Minuten lang kochen lassen, bis die Soße einzudicken beginnt. Nach Geschmack salzen. Falls gewünscht, auf Reis servieren.

GLOSSAR

Adzuki-Bohnen sind kleine rote Bohnen, die in Geschmack und Aussehen den weißen Bohnen ähneln. Sie schmecken ein wenig süß und sind leicht verdaulich, daher ideal für Kranke, Kinder und ältere Menschen. Sie werden in Desserts und Suppen verwendet, die Kerne kann man Salaten oder Eintöpfen beigeben. Sie haben eine neutrale Energie und werden auch zur Regulierung von Menstruationsblutungen eingesetzt.

Anis/Sternanis ist bei uns hauptsächlich als Gewürz für die Weihnachtsbäckerei bekannt. In China wird er weniger für Backwaren als vielmehr für vielerlei Fleischgerichte und Saucen verwendet. Dieses süß-scharfe Gewürz fördert die Zirkulation der warmen Yang-Energie durch Haut und Muskeln und beeinflusst Milz, Nieren und Leber. Es kann als Tee getrunken werden: Sieben Stück Sternanis und sieben Frühlingszwiebeln (nur die unteren hellen Teile) mit drei Tassen Wasser so lange kochen lassen, bis sich die Flüssigkeitsmenge auf eine Tasse reduziert hat. Hilft bei Verstopfung und entgiftet den Organismus.

Arame wird auch Braunalge genannt. Algen sind in China ein alltägliches Nahrungsmittel. Hierzulande bekommt man sie meist in getrockneter Form in Asia-Läden oder in den Lebensmittelabteilungen großer Kaufhäuser. Die Meeresalge kühlt Hitze, stärkt das Yin, wirkt entzündungshemmend, durchblutungsfördernd und entwässernd. Bei einer Überdosis kann es zu Übelkeit und Kreislaufbeschwerden kommen.

Bittermelone ist auch als Wintermelone oder Bittergurke bekannt. Sie wird seit jeher umfassend eingesetzt: bei hohem Blutdruck, Wasserstau, bei Nieren- und Herzkrankheiten, Entgiftungskuren und Leberzirrhose. Mit dem Saft der hellgrünen Melone können gerötete Nasen abgekühlt sowie die Folgen eines Sonnenstichs gelindert werden.

Champignons verfügen über kühlende Energie, schmecken etwas süß und wirken wohltuend auf Magen, Därme und Lunge. Sie senken den Blutfettspiegel und werden auch wegen ihrer antibakteriellen Wirkstoffe verwendet.

Chicorée regt den Appetit an, fördert die Verdauung und stimuliert das zentrale Nervensystem. Beeinflusst Leber und Gallenblase.

Chrysantheme Ihre getrockneten Blüten werden in China seit über 2000 Jahren als Heilmittel geschätzt und äußerst vielfältig angewendet. Sie stärken Lunge und Leber, wirken entgiftend und fiebersenkend. Empfindliche Menschen können sowohl auf die Blüten als auch auf die Blätter des Korbblütlers allergische Reaktionen zeigen.

Dang quai beschleunigt die Wundheilung, fördert die Durchblutung, reinigt die Haut, stoppt Durchfall, beruhigt sanft die Nerven und ist vermutlich die bekannteste chinesische Kräuterheilpflanze (besonders bei Menstruationskrämpfen). Die Wurzel stärkt die Chi-Energie in Magen und Milz und wärmt besonders Frauen, die an übermäßig kalter Energie leiden. Dang quai ist auch für Männer als Blut-Tonikum geeignet.

Datteln (chinesische rote) schmecken süß, haben warme Energie und sind in Asia-Märkten frisch oder getrocknet erhältlich. Sie stärken Milz, Chi und Blut, wirken entgiftend, beruhigend, stimmungsaufhellend, fördern die Gewichtszunahme, geben Kraft und erhöhen die Lebenserwartung.

Erdnüsse Ein Nahrungsmittel mit neutraler Energie. Die kleinen Nüsse regen den Appetit an, gleichen den Magen aus und befeuchten die Lunge; zugleich stärken sie Chi und Blut. Gekochte Erdnüsse mit Reis sind ideal für stillende Mütter, da diese Speise die Milchproduktion fördert.

Fenchel verwendet man in China seit vielen Jahrhunderten, und zwar Samen, Blätter, Wurzeln und Stängel der aromatischen Gewürzpflanze. Der scharf schmeckende Fenchelsamen steckt voller Yang-Energie und fördert den Energiekreislauf durch Nieren, Blase und Magen, beseitigt Blutstagnation und harmonisiert den Magen. Die ebenfalls über warme Energie verfügende Fenchelknolle schmeckt süß und scharf. Fenchelsamen und -knolle versorgen die Nieren mit Wärme und wirken schmerzlindernd.

Gelée royale ist ein spezieller Futtersaft, mit dem die Königinnenlarven der Honigbiene gefüttert werden. Die Bienenkönigin lebt zwanzigmal länger als ihre Arbeiterbienen, im Durchschnitt fünf bis sechs Jahre. Ihre Langlebigkeit ist auch auf ihre Nahrung zurückzuführen, die ausschließlich aus Gelée royale besteht. Es enthält viele Aminosäuren, Vitamine, Mineralien und Enzyme und stimuliert die unglaubliche Fruchtbarkeit der Bienenkönigin. Reines Gelée royale gibt es nur sehr selten; achten Sie darauf, dass es frisch ist, und bewahren Sie es im Kühlschrank auf. Die Haltbarkeitsdauer beträgt sechs Monate. Falls Sie in einem chinesischen Laden nach dem Saft suchen, halten Sie nach *fengwang* Ausschau.

Gelbwurzel ist ein wichtiger Bestandteil des indischen Currypulvers. Man gewinnt sie aus dem unterirdischen Spross des Ingwers. Gekocht oder als Pulver wirkt die Gelbwurzel antibakteriell und schmerzlindernd und regt die Gallenblase an.

Gerste ist ein vielseitiges Korn, das sich nicht nur für Suppen und Eintöpfe eignet, sondern auch als Grundlage für ein Peeling.

Gerste hat kühlende, verdauungsregulierende und ausscheidungsfördernde Energie.

Gingko biloba Gingkonüsse haben eine harte, helle Schale. Die grünliche, weiche Substanz im Innern kann man kochen oder anbraten. Sie sind frisch oder in Dosen erhältlich. Die Nüsse sorgen für ausgewogene Feuchtigkeit in der Lunge, lindern Husten, reduzieren die Schleimbildung und vaginalen Ausfluss. Gingko wärmt, belebt das Blut und reduziert Fett. Es ist ein mildes Abführmittel und ein natürliches Mittel bei Alkoholvergiftung. Die nahrhaften Gingkonüsse enthalten jedoch ein mildes Gift. Obwohl ich bis jetzt noch nichts über eine Vergiftung durch Gingkonüsse gehört habe, empfehle ich einen maßvollen Gebrauch.

Ginseng ist ein Efeugewächs. Heilkräftig ist besonders die getrocknete Wurzel. Die sagenhaften Wirkungen, die der Ginsengwurzel zugeschrieben werden, spiegeln sich auch in den Namen wider, die die Pflanze im Volksmund erhielt. So wurde sie Gold des Ostens, Königliches Kraut oder Lebenswurzel genannt. Ginseng behebt den Chi-Mangel in den Meridianen und Organen. Er wirkt abwehrstärkend, stimmungsaufhellend und nervenberuhigend. Koreanischer Ginseng wird nicht nur am häufigsten angeboten, sondern ist auch besonders wirksam. Gefahren: Bei einigen Menschen steigt nach der Einnahme des süß und zugleich leicht bitter schmeckenden Ginsengs der Blutdruck; auch Schlaflosigkeit kann eine Folge sein.

Hijiki ist eine lange braune Algensorte mit vielen Mineralien und hohem Eisengehalt. Wird zu Salaten gegessen oder mit Tofu, Sojabohnen und Sojasauce sowie auch zu Suppen.

Gurken In der chinesischen Heilkunde verwendet man die Früchte, aber auch die Blätter und Wurzeln des Kürbisgewächses. Die kühlende Energie der Gurke lindert, innerlich als Suppe eingenommen, Hautleiden, zum Beispiel Akne, und hilft, äußerlich angewandt, bei Brandwunden. Gurken wirken harntreibend, entgiftend und abführend.

Honig bindet Wasser, wirkt antibakteriell und versorgt den Körper mit neutraler Energie. Er beeinflusst Lunge, Milz und Dickdarm, beruhigt Magenverstimmungen, befreit von Verstopfung und hilft bei Bluthochdruck. Äußerlich angewandt lindert er Verbrennungsschmerzen und beseitigt Hautunreinheiten.

Ho Shou Wu ist auch als Chinesische Ackerwinde bekannt. Verfügt über eine warme Yang-Energie. Die kartoffelähnliche Wurzel nährt Blut und Sperma, hilft bei einer durch trockene Därme verursachten Verstopfung, bei Lymphdrüsenschwellungen, Abszessen, Geschwüren, Schlaflosigkeit und ist ein bekanntes Mittel gegen frühzeitig ergrautes Haar.

Ingwer ist in der chinesischen Heilkunde unentbehrlich. Die fleischigen Knollen sind gut haltbar, wenn man sie ähnlich wie Kartoffeln lagert: kühl, dunkel und frostfrei. Ingwer ist ein wichtiges Entgiftungsmittel. Seine warme Energie lindert Übelkeit, hilft bei Erkältung, fördert die Transpiration und beeinflusst Magen, Lunge und Milz. Geriebener, mit Orangensaft vermischter Ingwer lindert See- und Luftkrankheiten (Kinetose). Bringen Sie den scharf schmeckenden Ingwer mit Wasser zum Kochen und lassen Sie die Mixtur anschließend so lange ziehen, bis sie die Farbe eines schwachen Tees angenommen hat. Nach Belieben mit Honig süßen. Dieses Getränk wärmt den Organismus und bekämpft Erkältungen.

Knoblauch mit seiner warmen Energie gehört zu den vielseitigsten Naturheilmitteln. Die scharf schmeckende Zwiebel ist bekannt für ihre antibakteriellen Eigenschaften. Knoblauch beeinflusst Milz, Magen und Lunge und wirkt verdauungsfördernd und cholesterinsenkend, fördert den Fluss von trägem Chi, beseitigt Energiestauungen im Bauchbereich und treibt Kälte aus. Gefahren: Bei empfindlichen Menschen kann Knoblauch Hautreizungen verursachen.

Kokosnuss und Kokosnussmilch Das Fleisch der Kokosnuss besitzt neutrale, die Milch dagegen warme Energie. Beide werden als wirksames Mittel gegen vorzeitiges Altern betrachtet.

Longane wird zur Harnförderung eingesetzt. Sie versorgt den Körper mit wärmender Energie, ist ein Blut- und Chi-Mittel. Die Longane wird zur Behandlung von Schwäche, Blutarmut, Schlaflosigkeit und Angstzuständen eingesetzt, die mit einer Störung im Herzmeridian zusammenhängen. Sie schmeckt süß und ist bekannt dafür, dass sie je nach Bedarf des Körpers den Appetit anregen oder hemmen kann. Das Fleisch dieser kleinen und runden Frucht ist weiß und glasig, sie ähnelt der Lychee. Die Schale der Longane ist glatt und hellbraun. Longane werden oftmals mit Wolfberrys verwechselt.

Lotusblätter/Lotuswurzel sind sehr beliebte Naturheilmittel und werden wegen ihrer harntreibenden Eigenschaften bei Wasserstau eingesetzt. Sie sind auch ein sehr wirksames Milz-Mittel. Die Energie der leicht süß schmeckenden Lotusblätter ist neutral. Sie werden zur Fettreduzierung verwendet und gelten als blutdrucksenkend.
Der Wurzelstock der im Wasser lebenden Pflanze ist hart und rau, mild, süß und kühlend. Die Wurzel wird geschält, eingeweicht und zu Kurzgebratenem gegeben oder gepresst und in Tempura fritiert. Die Wurzel wurde früher in China gezuckert zum Tee gegessen.

Mais und Maisfasern werden von chinesischen Heilkundigen zur Harnförderung eingesetzt. Mais und Maisfasern (Letztere sind zumeist getrocknet und können wie Tee aufgebrüht werden) besitzen neutrale, die Nieren und den Verdauungstrakt beeinflussende Energie.

Mungbohnen zählen in China zu den wichtigsten Nahrungsmitteln. Zur Heilung werden sowohl die ganze Bohne als auch die Samenschalen verwendet. Die Hülsenfrucht wirkt entgiftend, kühlend, beruhigt das Yang, stärkt Magen und Herz.

Nelken Wenn Sie zwei bis drei der scharfen Nelken kauen, verschwindet schlechter Mundgeruch. Nelken wärmen die inneren Organe, besonders Magen, Milz und Nieren.

Reis Ganz gleich, ob Sie braunen Reis, weißen Reis oder Klebreis verwenden, er ist mit seiner neutralen Energie ein Stärkungsmittel für Milz, Magen und Lunge. Ein Esslöffel Reis, mit frischem Ingwersaft gemischt, hilft garantiert gegen Morgenübelkeit.

Rettich mit seiner kühlen Energie beeinflusst Magen und Lunge. Rettiche werden bei einer Reihe unterschiedlicher Beschwerden verwendet, z. B. bei Verdauungsstörungen, Erkältungen oder Kopfschmerzen. Frischer Rettichsaft hilft gegen Kater und heilt, mit Ingwersaft gemischt, Kehlkopfentzündungen.

Sesamsamen, schwarze Die Sesampflanze wird etwa einen Meter hoch; die Frucht besteht aus einer Kapsel mit zahlreichen Samen. Man verwendet nur die getrockneten Samen. Es gibt auch weiße Sesamarten, doch werden die schwarzen in China für Heilzwecke höher geschätzt. Sesamkörner sollen besonders wirksam sein gegen Beschwerden, die durch zu große Trockenheit ausgelöst werden. Sie stärken Leber und Nieren, neutralisieren Gifte, helfen bei trockener Haut, regen die Milchproduktion stillender Mütter an und verhindern vorzeitiges Ergrauen.

Sojabohne Die Energieart von Sojabohnen und Sojabohnenprodukten wie Tofu und Tempeh hängt von der Art der Zubereitung ab. Sojabohnen stärken Chi und Blut, wirken entwässernd, entgiftend und beeinflussen Milz, Magen und Dickdarm.

Stangensellerie oder Staudensellerie ist neutral in der Energie, süß im Geschmack. Stangensellerie ist ein sanft kühlendes Tonikum für Magen und Leber, beeinflusst den Verdauungstrakt und regt die Ausscheidung an.

Süßholzwurzel, chinesische Unter dem Namen «Lakritze» ist Süßholz jedem Kind bekannt. Beim Süßholz handelt es sich um die getrockneten unterirdischen Wurzeln eines Halbstrauches aus der Familie der Schmetterlingsblütler. Dieses süß schmeckende Naturheilmittel mit seiner neutralen Energie beeinflusst Magen und Milz. Es wirkt, je nach Bedürfnis des Körpers, appetitanregend oder -hemmend. Die Süßholzwurzel ist eine wirksame Verdauungshilfe, fördert die Wundheilung, senkt Fieber und lindert Husten und Halsschmerzen. Sie ist für ihre antibakterielle Wirkung bekannt, hilft bei Hautproblemen wie Ausschlag, Akne und anderen Entzündungen. Sie wirkt giftigen Stoffen – auch jenen in anderen Kräuterarzneien – entgegen und fördert die Libido. Gefahren: Bei übermäßigem Genuss können Gewichtszunahme und hoher Blutdruck auftreten.

Süßkartoffeln sind ein Nahrungsmittel mit neutraler Energie, das wie ein Yin-Energie-Heilmittel wirkt und die Nieren stärkt. Suppen mit Süßkartoffeln beruhigen den Magen und sorgen für Feuchtigkeit in den Därmen; als Zutat in süßen Suppen lindern sie Schwangerschaftsbeschwerden.

Tofu *siehe* **Sojabohne.**

Tragantwurzel (Astragalus) wird von den Chinesen *Huang Chi* genannt. Sie ist eine Wurzel mit wärmenden Eigenschaften und ein Heilmittel für den ganzen Körper. Sie reguliert Blutdruck und Blutzucker, verbessert die Durchblutung der Haut, schützt das Immunsystem, reguliert den Stoffwechsel und fördert die Wundheilung. In Kombination mit Ginseng wird Tragant für das Atmungssystem eingesetzt, in Kombination mit Dang quai für die Durchblutung.

Wassermelone Die dicken, grünweiß gemaserten Früchte mit ihrem süßen Geschmack und ihrer kalten Energie wirken harntreibend und reinigen die Darmwände. Sie beeinflussen Herz, Magen und Blase, lindern depressive Verstimmungen und wirken fiebersenkend. Die Schale der Wassermelone kann getrocknet und, in Wasser gekocht, zu einem Tee verarbeitet werden, der gegen Bluthochdruck, Diabetes und Nierenleiden hilft.

Weißdorn Während man früher Weißdornfrüchte zu einem Mus verarbeitete, werden heute auch die Blüten als Heilmittel verwendet. Sie sollen besonders auf das Herz regulierend wirken und den Blutdruck senken.

White-Flower-Öl ist ein Kampferöl, das Blockaden löst. Es hilft bei Kopfschmerzen, bei verstopfter Nase und Muskelschmerzen. Kwang-Loong-Öl, ein schmerzlinderndes Aromaöl, das Menthol und andere Kräuter enthält, hat eine ähnliche Wirkung.

Wolfberry Diese trockene und rosinenartige Beere des Peterstrauchs nährt und säubert Leber und Gallenblase. Sie hemmt den Appetit und ist deshalb für Diäten sehr geeignet.

Wolkenohrenpilz Dieser schwarzbraune, süß schmeckende Pilz besitzt neutrale Energie. Er ist ein ausgezeichnetes Magen- und Dickdarmheilmittel und eine großartige Verdauungshilfe.

Yamswurzel mit ihrer neutralen Energie findet in Milz-, Lungen- und Nierenheilmitteln Verwendung. Manche Arten weisen einen hohen Anteil an natürlichen, also pflanzlichen Östrogenen auf und sind im Klimakterium ein guter Ersatz für synthetisch hergestelltes Östrogen.

Zimt Die getrocknete, leicht bitter-süß schmeckende Rinde des immergrünen Zimtbaumes wird in chinesischen Gerichten oft verwendet. Diese uralte Heilpflanze nennt man auch «Chinazimt». Ihre heiße Energie beeinflusst Nieren, Milz und Blase. Sie wirkt verdauungsfördernd und fiebersenkend. Zur Schmerzlinderung wird Müttern nach der Geburt in Reiswein aufgelöste Zimtrinde vom Baumstamm gereicht. Getrocknete Zimtrinde von den Zweigen stimuliert den Blutkreislauf, erwärmt den Körper und bringt ihn zum Schwitzen. Das hilft beispielsweise bei Arthritis, die sich bei Kälte verschlimmert.

DANKSAGUNGEN

Ich danke meiner Mutter, meinen Schwestern Betty, Doris, Fanny, Janice, Lisa, Robin, meinem Bruder Tim sowie meinem verstorbenen Vater dafür, dass sie mich an ihrem Wissen teilhaben ließen, mir Ratschläge gaben und mir immer dann Mut zusprachen, wenn ich es am dringendsten brauchte. Mein Dank gilt ebenso meinen exzellenten Lehrern und chinesischen Heilkundlern Dr. Jie He Li, Dr. Yue Chan und Dr. James Ji. Ebenso möchte ich meinem Mann Lance für seine Hilfe, seine Hinweise und seine Unterstützung danken. Ohne ihn wäre dieses Buch nie geschrieben worden.

Für ihre Mitarbeit möchte ich den Mitarbeitern des Helen Lee Spa danken, besonders meiner Geschäftsführerin Tina und ihrer Assistentin Arlene. Mein Dank gilt auch jenen Kundinnen meines Beauty-Salons, die mit mir ihre Erfahrungen teilten, und meinen Freunden Cydna Moore, George Sing, George Fan, Peter Regna, Scott Shellstrom, Steve Prezant, Steve Forrest und Joe Zaino, die immer da waren, wenn ich sie brauchte.

Besonders herzlich möchte ich mich bei meiner Agentin Katharine Sands bedanken, die mir auf vielfältige Weise half, dieses Buch zu ermöglichen, bei Sallie Batson, die mich beim Abschreiben des Textes unterstützte, und bei Kimberly Blackwood, die mir beim Formulieren der Rezepte half.

ZUM WEITERLESEN

Einführungen in die chinesische Medizin

Accolla, Dylana/Peter Yates: Traditionelle Chinesische Medizin. 2000 Jahre fernöstliche Heilkunst. Niedernhausen 1989

Cavelius, Andrea-Anna/Alexandra Cavelius/Li Wu: Praxisbuch Chinesische Medizin. Im Einklang mit dem Körper durch Akupressur, Massagen, Heilkräuter und richtige Ernährung. München 1989

Daiker, Ilona/ Barbara Kirschbaum: Die Heilkunst der Chinesen. Qigong, Akupunktur, Massage, Ernährung und Heilkräuter. Reinbek bei Hamburg 1997

Geudo, Udayana/Günther Gerhard: Praxisbuch Chinesische Medizin. Phytotherapie und Akupunktur. München 2000

Schmidt, Wolfgang G. A.: Der Klassiker des Gelben Kaisers zur Inneren Medizin. Freiburg i. Breisgau 1993

Sprissler, Das Tao der Medizin. Grundwissen und Geheimnisse der Traditionellen Chinesischen Medizin. München 1999

Die Fünf Elemente

Connelly, Dianne M.: Traditionelle Akupunktur. Das Gesetz der fünf Elemente. Heidelberg 1987

Eckert, Achim: Das heilende Tao. Gesund im Gleichgewicht der fünf Elemente. Ein Übungsbuch. Freiburg i. Breisgau 1989

Chinesische Ernährungslehre

Haas, Elson M.: Gesund durch alle vier Jahreszeiten. Bern, München, Wien 1983

Temelie, Barbara: Ernährung nach den Fünf Elementen. Sulzberg 1992

Kräuterheilkunde

Leung, Walter Y.: Chinesische Heilkräuter. München 1985

Li, Christine: Chinesische Heilmittel. Krankheiten und Beschwerden lindern mit Methoden der traditionellen chinesischen Medizin. Die besten Tees und Rezepturen aus Heilpflanzen und -kräutern einfach zu Hause anwenden. München 2000

Reid, Daniel: Chinesische Heilkunst. Stuttgart 1995

Körper und Schönheit
Tuan, Laura: Das Tibetische Geheimnis von Jugend und Vitalität. München 1999
Zhi-Chang, Li: Mit dem Herzen lächeln. 100 Wege, um 100 Jahre alt zu werden. München 1999

Qi Gong
Bölts, Johann: Qigong – Heilung mit Energie. Freiburg i. Breisgau 1994
Chuen, Lam Kam: Chi Kung. Weg der Heilung. Wie Sie Ihre Gesundheit und Heilkräfte stärken. Sulzberg 1999
Frantzis, Bruce Kumar: Qi-Gong. Wege zu den Energiequellen des Körpers. Reinbek bei Hamburg 1995
Cohen, Kenneth: Qigong. Grundlagen, Methoden, Anwendung. Frankfurt/Main 1999
Oberlack, Helmut: Tai Ji Quan. Grundkurs für Anfänger. München 1996
Olvedi, Ulli: Das Stille Qi Gong nach Meister Zhi-Chang Li. Bern, München, Wien 2000
Reid, Daniel: Chi-Gung (Qi Gong). Nutzen Sie die Kraft des Universums. München 2000

Philosophie
Eisele, Petra (Hrsg.): Eine Reise von tausend Meilen beginnt mit einem Schritt. Das große John-Blofeld-Lesebuch. Der Weg ins Herz buddhistischer und taoistischer Weisheit. Berlin, München, Wien 2000
Laotse: Tao te king. Das Buch vom Sinn und Leben. Text und Kommentar. Übersetzung von Richard Wilhelm. München 1978
Robinet, Isabelle: Geschichte des Taoismus. München 1995
Wong, Eva (Hrsg.): Die Lehren des Tao. Berlin 1998

Bücher zum Thema bei rororo

Jean Pütz • Monika Kirschner
hobbythek: Lebenselixiere aus Fernost
rororo 61525

Felicitas Waldeck
Jin Shin Jyutsu
Schnelle Hilfe durch Auflegen der Hände
rororo 61581

Ann Gillanders
Reflexzonenmassage – fit in 5 Minuten
rororo 61504

Christa G. Traczinski
Ayurveda
Entgiftung • Entschlackung • Nervenstärkung
rororo 61558

Jean Pütz • Monika Kirschner
hobbythek: Mediterrane Lebenselixiere
rororo 61521

Margarita Klein
Beckenboden – deine geheime Kraft
rororo 61465

Christa G. Traczinski
Wellness-Weekends
rororo 61392

Bildquellen

Der Schriftzug zu Beginn der Kapitel ist dem Buch «The Illustrated Tao Te Ching», Copyright © Man-Ho Kwok, Martin Palmer, Jay Ramsey 1993 entnommen. Mit freundlicher Genehmigung von Element Books, Inc., Boston, Massachusetts
Botanische Zeichnungen: The Strausberg Group
Qi-Gong-Zeichnungen: Cathy Pavia

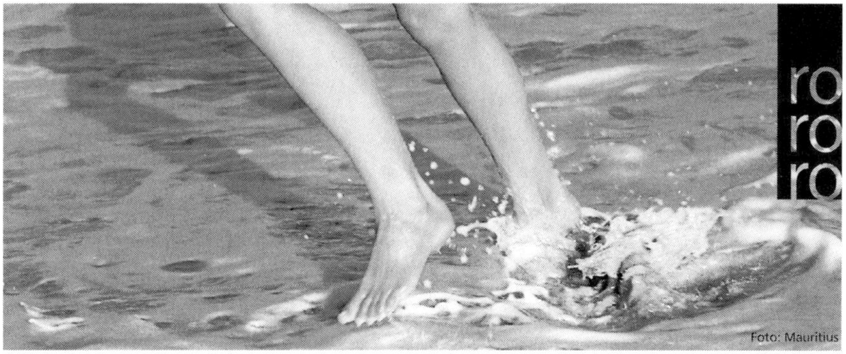

rororo Ratgeber Fitness & Wellness

Kompetente Ratschläge, Tipps und Antworten zu Bewegung, Energie, Ernährung

Wenig Zeit und trotzdem fit
Marion Appel-Schiefer
Das Quickfit-Programm
Kleiner Aufwand – viel Effekt
Überall und jederzeit
3-499-61022-1

Einfach fit und gesund!
Hans-Dieter Kempf
Bewegung, Energie, Ernährung
Relax- und Anti-Stress-Programm
Mit großem Fitnesstest
3-499-61391-3

Power for Life
Ole Petersen
Das Energieprogramm
Burn Fett statt Burnout
Mit Real-Age- und Stress-Test
3-499-61394-8

Glücksfaktor Sex
Astrid-Christina Richtsfeld
Mehr Lust und Spaß
Erotik, Energie, Erfolg
Sex-Food & Spezialrezepte
3-499-61390-5

Wellness-Weekends
Christa G. Traczinski
Sinnlichkeit. Energie. Reinigung.
Ausgeglichenheit

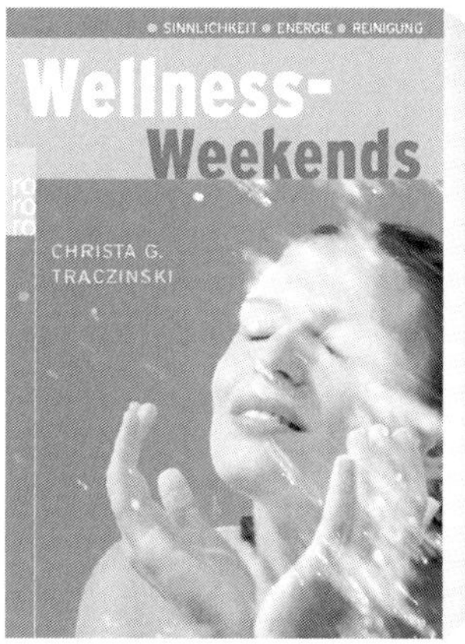

3-499-61392-1